赤ちゃんはなぜ「コロナ」「がん」を発症しないのか？

最強の免疫力は胎児が教えてくれる

NGO音響免疫療法学会 会長
西堀貞夫

医師
田中良基

ヒカルランド

「体温」と「自己免疫力」の高い子供は、新型コロナを発症しない体質です。

胎児、平熱の高い赤ちゃん、小さいお子さん、そして母体となる女性は、そもそも免疫力が高いのです。

未知のウイルスが流行している現在、この事実を知って、まずは安心してほしいと思っています。

「安心すること」は、免疫力を高める重要な要素でもあります。

身体には、細菌やがん細胞、ウイルス感染細胞といった病原となる異物を殺す「ナチュラルキラー細胞（NK細胞）」などがはたらいて、

病原を攻撃し、抗体をつくって身体全体を守るというはたらきがあります。

これが免疫です。

免疫は熱で活性します。

米国アルバート・アインシュタイン医科大学は、

「体温を1℃上げると、ウイルスを殺す免疫力が5～10倍になる」

と発表しています。

つまり免疫力のある状態とは、体温の高い状態。

自在に発熱できる状態といえるのです。

私ども音響免疫療法学会は、
人体がもともと持っている自己免疫力の構造に着目し、
20年以上にわたって
もっとも簡単かつ安全に、
人が免疫力そのものを取り戻して
健康を取り戻すためにはどうしたらいいのか
研究開発を続けてきました。

この研究で行きついたのは「胎児」です。
人間として、最も高い体温と免疫力を保ち続けるのは、胎児のときです。
胎児は、胎内にいる約２８０日のあいだ、その体温を38℃に保ちます。

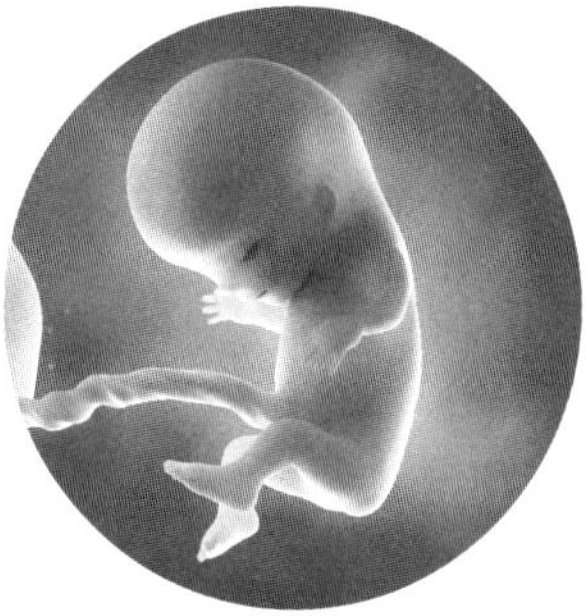

「胎児が体温を38℃に保ち続ける構造」の要は、
「羊水内に伝わる音波」を「脊髄から聞く」ことにあります。

私どもは
羊水という体液の中で
縦横無尽に起こり続ける波紋とうねりを「響き」と呼び、

この「響き」とともに、
胎児が「脊髄」から「響き」を聞くことで成長と免疫を活性する構造を
集中的に研究してきました。

そして世界で初めて、
胎児が体温を38℃に保つしくみを、人体に再現。

外から熱をあてることなく、
音楽と響きの応用で、
大人の身体の体温を1〜2℃上昇させることに成功しました。

「人を健康にする」という考え方の中には、
美容やアンチエイジング（若返り）という考え方が入ってくるのですが、
究極のアンチエイジングが何かといえば「赤ちゃんに戻す」ことです。
健康についても同じことがいえます。
生まれたばかりの赤ちゃんは、健康そのもの。
免疫力が非常に高いのです。

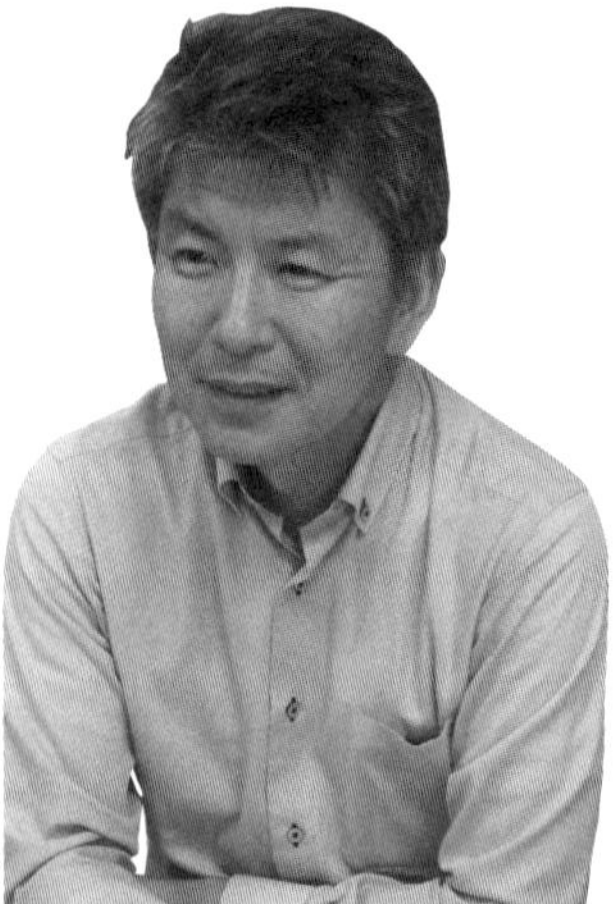

田中良基

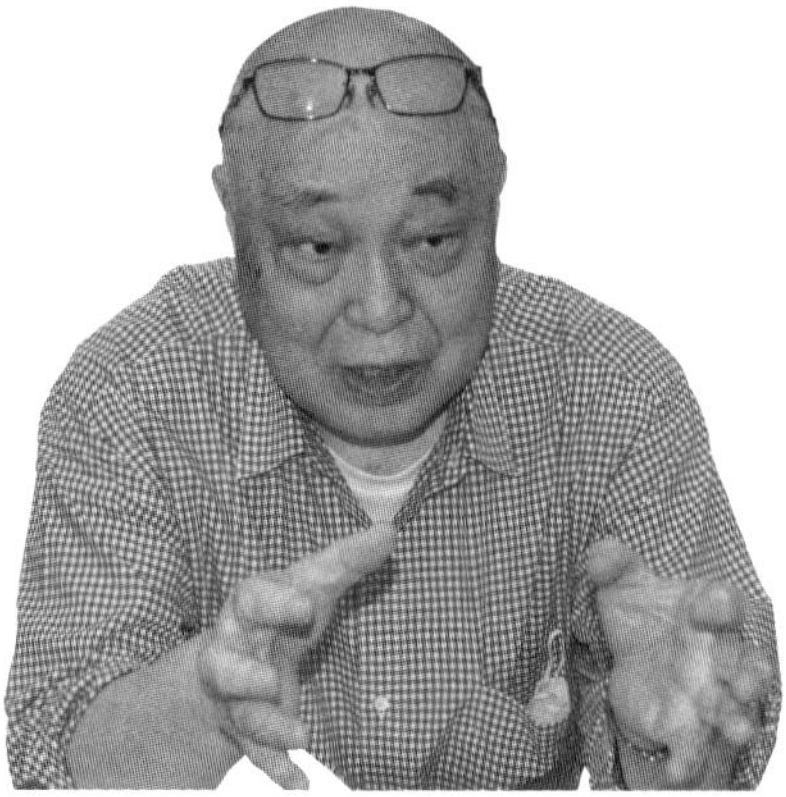

西堀貞夫

がんを発症させないことと、
新型コロナを発症させないことは、
根本的に同じしくみを持っています。
共通点は免疫力です。
そして体温という熱の大切さです。

「響き」でガン体質は改善でき、
未知のウイルスも予防できるのです。

私の発明および開発製品は、
すべて自然の中にすでにあるしくみを応用しています。
というのも、私は環境問題に長くたずさわってきたために
「自然と共存できないシステムはおかしい」
という強い思いを持っているからです。

自然の摂理に学んだ「響き」
それを応用した「音響チェア　羊水の響き」は、
最先端医学であると私たちは考えています。

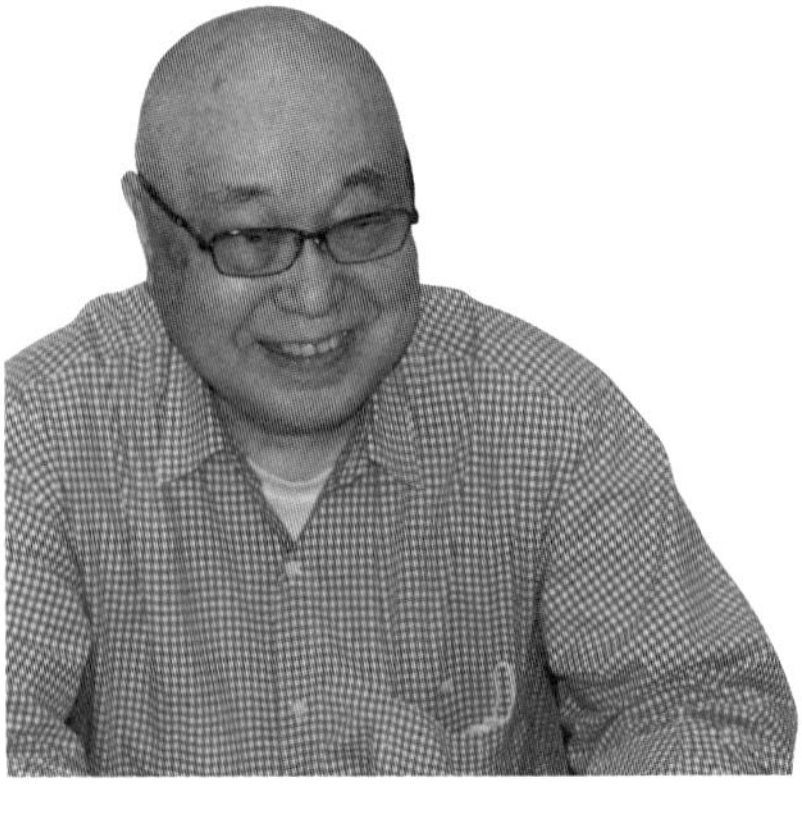

はじめに

子供はコロナにかかりにくい！　その理由

2020年。ご承知の通り、世界中で新型コロナが蔓延しています。

このウイルスが未知のものであるがゆえに、政策も生活も錯綜しています。

このような中で頼れるのは、ご自身の健康、そして自己免疫力です。

自己免疫力とは、具体的に何をさすのか。どうしたら自己免疫力を高められるのか。

それをお伝えするために、まずは免疫力の差が歴然と表れた11ページの図1をご覧ください。厚生労働省が出した「日本の新型コロナ年齢階級別重症者割合・死亡率」のデータです。

これをみると、新型コロナで重症化、死亡に至っているのは30代以上で、高齢者ほどその数は増加しています。

一方、20代以下では重症者割合・死亡率は0％です。

11ページ下の図2の陽性者数では、20代の陽性者が多くみられますが、重症者・死亡者の割合は0％なことから、感染しても軽度で回復しているということがわかります。

そして10代以下になると、陽性者数自体、他の年代に比べて圧倒的に少数になります。

つまりコロナが脅威になるのは、高齢者のみ。

年齢が低いほどコロナにはほぼかからず、重症化しないことがわかります。


この差は、どうして出るのか。

それは「体温の違い」にあります。

テルモ体温研究所では、年齢と体温の関連について、

「人の体温は、乳幼児では平均37℃台と高いが、年を経過するごとに少しずつ下がり続け、10歳くらいで一定の値に落ち着く。その後、高齢になると再び低下する」

	全体	10歳未満	10代	20代	30代	40代	50代	60代	70代	80代以上
重症者	6.0%	0.0%	0.0%	0.0%	1.0%	1.9%	8.2%	15.7%	13.3%	5.1%
死亡率	5.4%	0.0%	0.0%	0.0%	0.1%	0.5%	1.1%	5.1%	14.9%	29.8%

※重症者割合：年齢階級別にみた重症者数の入院治療等を要する者に対する割合

※死亡率：年齢計級別にみた死亡者数の陽性者数に対する割合

厚生労働省2020年6月24日18時時点のデータより作成

図１　新型コロナ年齢階級別重症者割合と死亡率

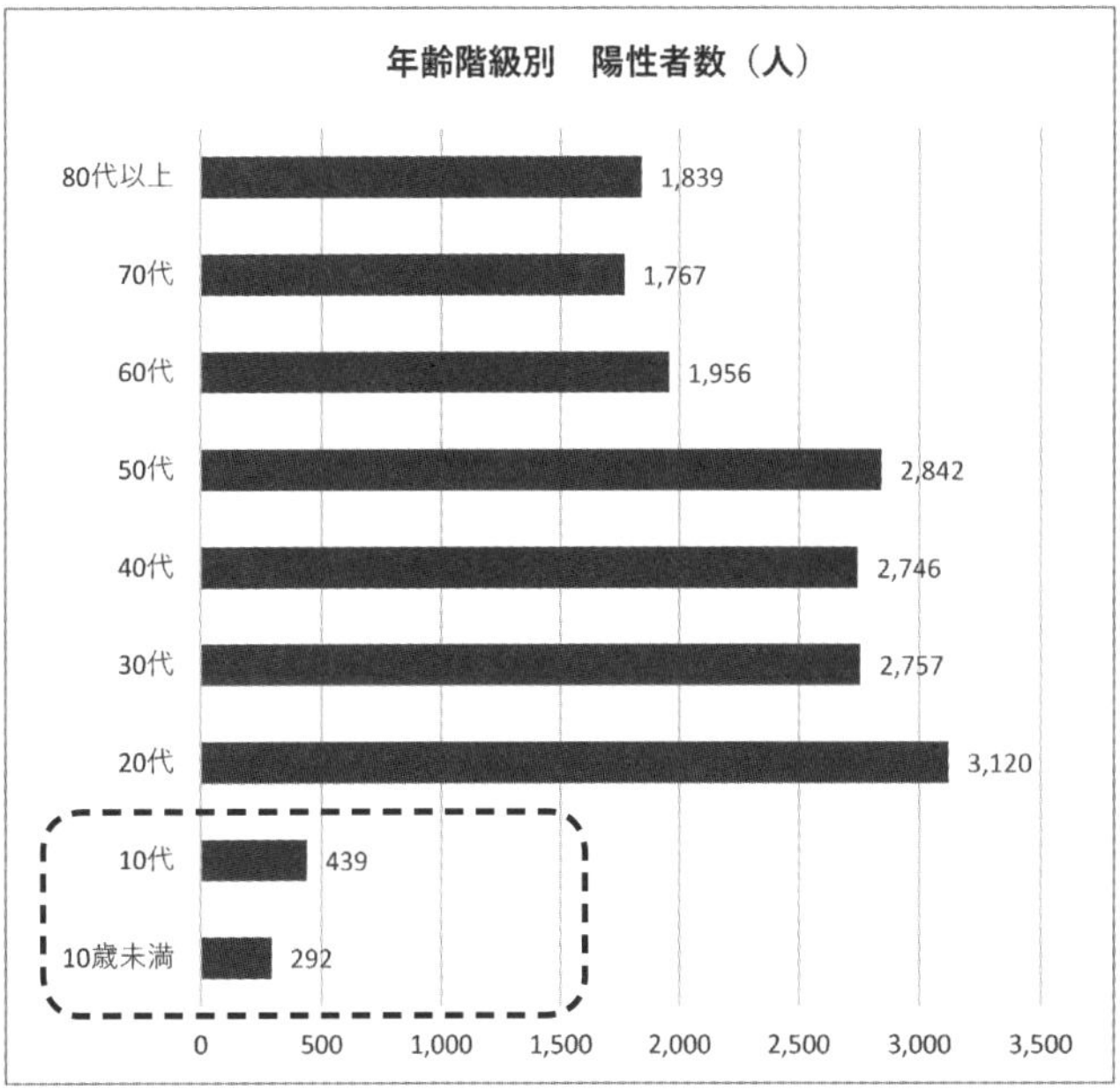

図２　新型コロナ年齢階級別陽性者数

厚生労働省2020年6月24日18時時点のデータより作成

はじめに

と説明しています。

年齢による体温の高低と、前掲のグラフ内容は、見事に一致します。

体温は、自己免疫力に大きくかかわります。

身体には、ばい菌やがん細胞、ウイルス感染細胞といった病原となる異物を殺すナチュラルキラー細胞（ＮＫ細胞）などがはたらいて、病原を攻撃し、抗体をつくって身体全体を守るというはたらきがあります。

これが免疫です。

免疫は熱で活性します。

米国アルバート・アインシュタイン医科大学は、「体温を１℃上げると、ウイルスを殺す免疫力が5～10倍になる」と発表しています。

生理学研究所（日本）は、「免疫をになう細胞『マクロファージ』が体温で活発になるしくみを解明。それは37℃台で活性化、38・５℃でより増強する」と２０１２年に発表しています。

つまり**免疫力のある状態とは、体温の高い状態。自在に発熱できる状態**といえるのです。

基礎疾患のない元気な赤ちゃんや小さな子供は、新型コロナにかからない。重症化しない。その理由は、体温が高く、免疫力が高い体質だからです。

大人が免疫力を上げるには、この子供の体質に学ぶところが大きいのではないでしょうか。

最強の免疫力は胎児にあり

音響免疫療法学会では、人体がもともと持っている自己免疫力の構造に着目し、20年以上にわたり、最も簡単かつ安全に、人が免疫力を取り戻すにはどうしたらいいのかという研究開発を続けてきました。

この研究で行きついたのは「胎児」です。

人間として、最も高い体温と、免疫力を保ち続けるのは、胎児のときです。

胎児は、胎内にいる約280日のあいだ、その体温を38℃に保ちます。

この「胎児が体温を38℃に保ち続ける構造」には、人体が生命をはぐくむのに必要な、成長と免疫のしくみが凝縮されています。

「胎児が体温を38℃に保ち続ける構造」の要は、「羊水中に伝わる音波」を「脊髄から聞く」ことにあります。

空気の中を伝わる音と、水中を伝わる音は、性質もエネルギーもまったく異なります。

私どもは、羊水という体液の中で、縦横無尽に起こる音波が「波紋」となり、重なり合って「うねり」となっている状態を「響き」と呼び、胎児が「脊髄」から「響き」を聞くことで、成長と免疫を活性する構造を集中的に研究してきました。

そして世界で初めて、胎児が体温を38℃に保つもととなる「響き」を人体に再現。

外から熱をあてることなく、音楽と響きの応用で、大人の身体の体温を1〜2℃上昇させる機器「音響チェア　羊水の響き」の開発に成功しました。

「音響チェア　羊水の響き」は、音楽から「響き」を発生させ、イスに座る人の身体を胎児と同じ環境にします。

全身の血流を改善し、体温を上げ、生体の免疫機能を活性化させます。

薬を使うことなく、全身のさまざまな症状に対して改善がみられるとともに、病気の予防にもつながります。

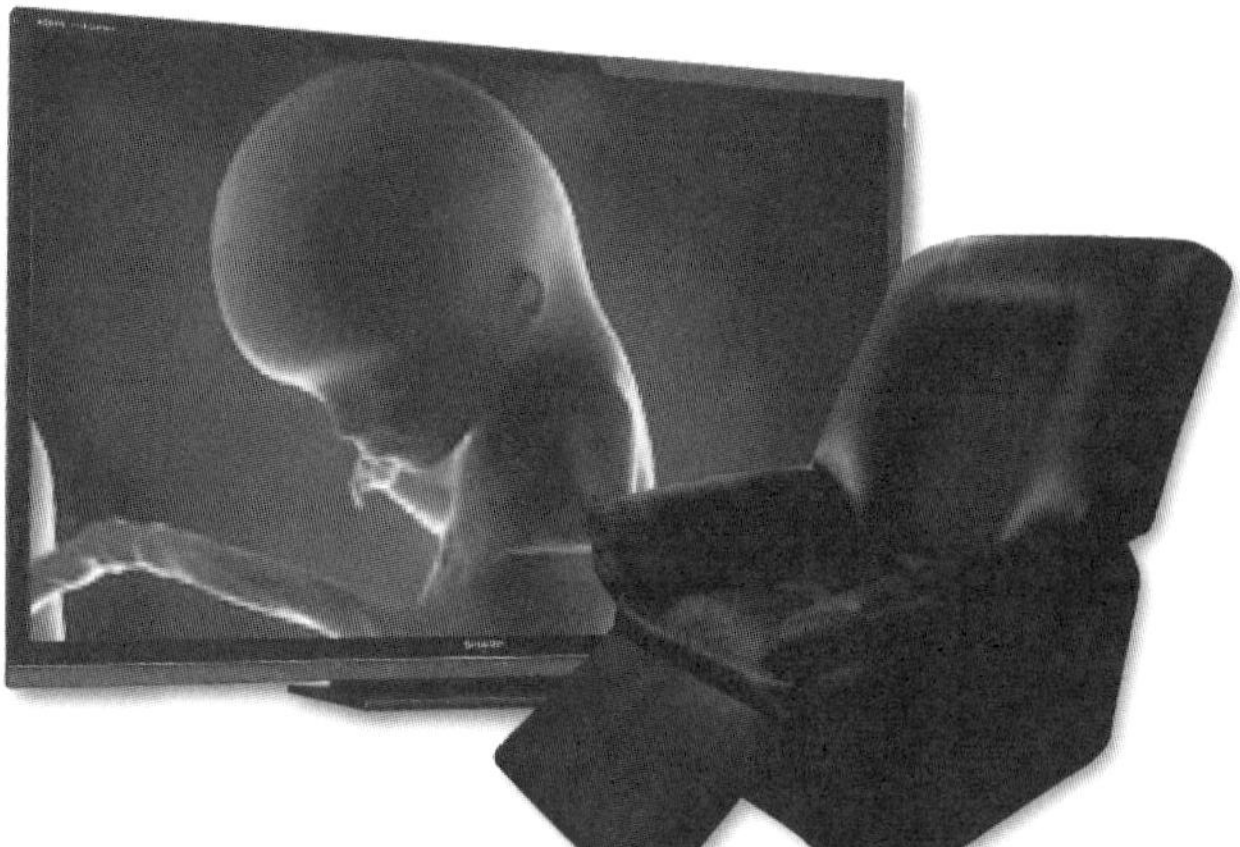

「音響チェア　羊水の響き」チェア＆モニター

中国上海市人民政府によって病院導入された「音響チェア　羊水の響き」

私は長年、「いのちを守る」という観点から環境問題に取り組み、日本の各省庁とともに「磯焼けで砂漠化してしまった漁場を水を汚さずに再生する」などの国をあげた環境プロジェクトに携わってきました。また同時に開発した技術で、国内外で１２００以上の特許を出願してきました。

長きにわたって「自然を生かし、自然と共存していくための技術」に取り組む中で見えてきたのは、環境を汚し続ける人間の姿でした。人間こそが自然を汚し、破壊し続けます。自然からみると人間の存在こそが不治の病に見えます。

しかしそんな人間にも、現在の日本の医療や薬使用にみられる不自然な形ではない、自然が本来持っている「生命のしくみ」を使えば、自然の一部としてあるべき姿に戻るのではないかと思うに至り、「NGO音響免疫療法学会」を設立。

20年以上にわたり、研究を進め開発したのが「音響チェア　羊水の響き」です。

２０１９年、「音響チェア　羊水の響き」は、中国上海市人民政府によって、病院での導入が正式に採用されました。

中国では、いま認知症が大きな問題となっているのですが、その治療法として私どもの「音響チェア　羊水の響き」を導入すると、中国上海市人民政府の議会で議決されたのです。

中国五千年ともいわれるその歴史の中で、独自の医学体系（中華医学）を発展させてきた中国において、私どもの提唱する音響免疫療法を「国の承認のもとに普及させていく治療法である」という同意を得たということは、音響免疫療法にそれだけの実績と効果を信用していただいたということでもあります。

自然の摂理に学んだ最先端医学　音響免疫療法

当初認知症の治療法として導入された音響免疫療法「音響チェア　羊水の響き」です

が、効果が確認されている症状は、認知症にとどまりません。

「音響チェア　羊水の響き」は、全身の血流を改善し体温を上げますから、自己免疫力が最大に発揮され、全身の疾患を改善します。


19ページ図3をご覧ください。

これは「音響チェア　羊水の響き」の使用前・使用後のデータです（検証1）。

サーモグラフィーでは、全身くまなく温度が上がったことがわかります。

また、がん細胞やウイルス感染細胞などを攻撃するナチュラルキラー細胞（NK細胞）の活性測定値も、男性女性いずれも約5〜10％近く上昇します（検証2）。

これらは「音響チェア　羊水の響き」1回の使用で見られる結果です。

血液循環がすべての病気の原因だと考える中華医学の医師たちに、音響免疫療法を大いに受け入れていただいたのも、この結果を見ていただいたからでした。

検証1　体温が高まる

サーモグラフィー検査

体表の熱分布を特殊なカメラで撮影し、体表の熱変化を熱画像として観察する検査。

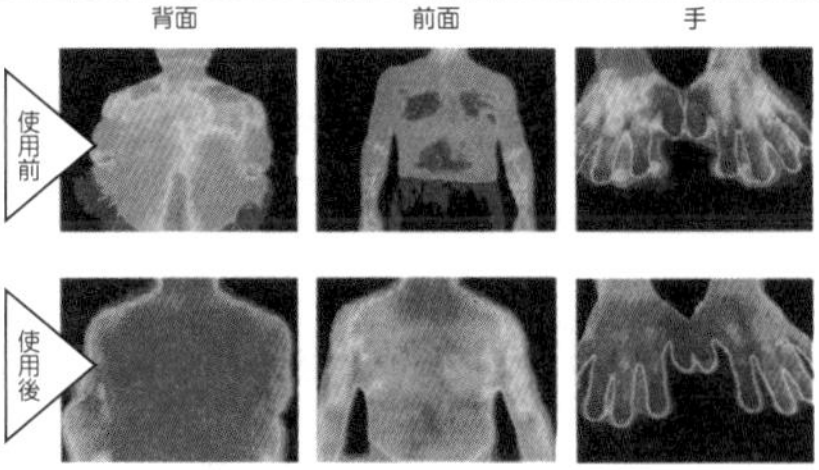

検体:男性

検証2　NK細胞を活性させ、免疫力を高める

NK細胞活性検査（細胞性免疫検査）

NK細胞活性測定値（%）	使用前	使用後
30歳男性	45.1	50.0
27歳女性	41.6	51.2

NK（natural killer）細胞 ： がん細胞やウイルスを殺す

※検証1・2　測定医療機関　医療法人社団志成会　西新宿プラザクリニック（2008年）
「音響チェア　羊水の響き」を1時間使用した前後の計測

図3「音響チェア　羊水の響き」使用観察測定
検証１：サーモグラフィー検査
検証２：ＮＫ細胞活性検査

音波や振動、周波数を使う療法と聞くと、日本ではいまだ承認されていませんから、疑う人や存在そのものを知らない人も多いのが現状です。

しかし、アメリカではすでに、チベット医療で使われるチベタンボウル（シンギングボウル）を使った療法が保険適用されていますし、ドイツやロシアにおいても周波数を用いた医療機器が盛んに使われています。

世界的に見ると、日本は、安全性の高い優れた療法において、遅れを取っているのが現状です。

私の発明および開発製品は、すべて自然の中にすでにあるしくみを応用しています。というのも、私は環境問題に長くたずさわってきたために「自然と共存できないシステムはおかしい」という強い思いを持っているからです。

自然の摂理に学んだ「響き」、それを応用した「音響チエア　羊水の響き」は、いのちが持つ自己免疫力を最大限

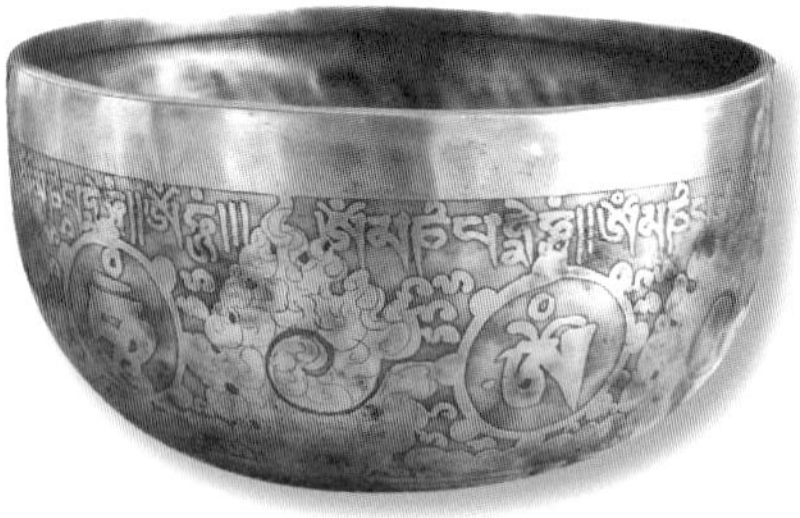

チベタンボウル

に引き出す最先端医学であると私たちは考えています。

免疫力を高めることに注目が集まる今、私どもが研究してきた、人間の免疫とそのしくみについてお伝えすることで、一人でも多くの方に自己免疫力を高める材料にしていただき、未知のウイルスに対して充満している不安を安心に変えていっていただきたいと思っています。

目次

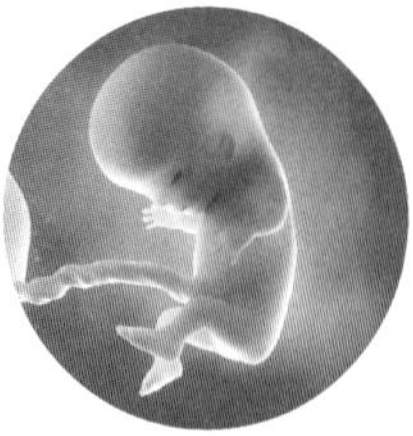

第2章　音・自然・生命に学ぶ音響免疫療法

第3章　地球・鉄・血液・磁力に学ぶ音響免疫療法

第4章 過去と未来に学ぶ音響免疫療法

第5章　特別寄稿　自己免疫力を高めると「コロナ」も「がん」も予防できる
田中良基（医師）

第6章　安全安心　光触媒でウイルス除去

取材協力　NGO音響免疫療法学会スタッフ
池田真梨子
連　紅英

カバーデザイン　三瓶可南子
校正　鷗来堂
本文仮名書体　文麗仮名（キャップス）

第1章

羊水の響き
——胎児に学ぶ音響免疫療法

胎児はどのように免疫力を生み出すのか？

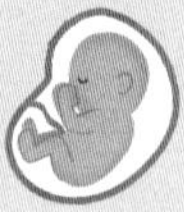

胎児の体温のしくみダイジェスト

まずは、私どもが着目した「胎児が体温を38℃という高体温に保つしくみ」について、大まかな流れをダイジェストで見ていきます。

音響免疫療法は、「胎児のしくみを大人の身体に適用することで自己免疫を取り戻す」という、ほかに類のない画期的な試みです。特許技術も20件近く組み込んでいますから、理論にすると難しく思える部分もあるかもしれません。

しかし胎児だった経験は誰しもが持っていますし、胎児のしくみは、自然やいのちのしくみの凝縮ですから、体験的に理解いただける部分は多いのではないかと思います。

理解の鍵は、自然の一部として人間を見る視点です。

人間を癒すために人間だけを見ても、その解決策は見えてきません。視野を広げて、自然の一部として生きている生物として眺めると、見えてくるものがあります。

生命は海からやってきた　海から見るといのちはつながる

生物は、海から生まれ、そして進化してきたといわれます。

それを裏づけるかのように、私たちは皆、命を授かった瞬間からおよそ9か月のあいだ、母親の胎内、海水によく似た「羊水」という液体の中で過ごします。

そして羊水の中で、35億年ともいわれる生物の進化の過程をたどるといわれます（次ページ図4）。

海と人間は、リズムも同じです。

おだやかな海で観測される波の数は、1分間に約18回。

私たち人間の呼吸は、1分間に約18回。

人間という生物の理《ことわり》を考えるとき、海をベースにすると、様々な理がピタリと合ってきます。

胎児は魚のように脊髄で音を聞く

それは音の聞き方にもいえます。

海の中の魚は脊髄で音を感じますが、**同じように羊水の中の胎児も脊髄で音を聞きます。**

水中の音は、波紋の形で動きます。

羊水の中では、母親の声や、心臓の鼓動、呼吸音、周囲の音などが、それぞれに波紋となり、あらゆる方向からや

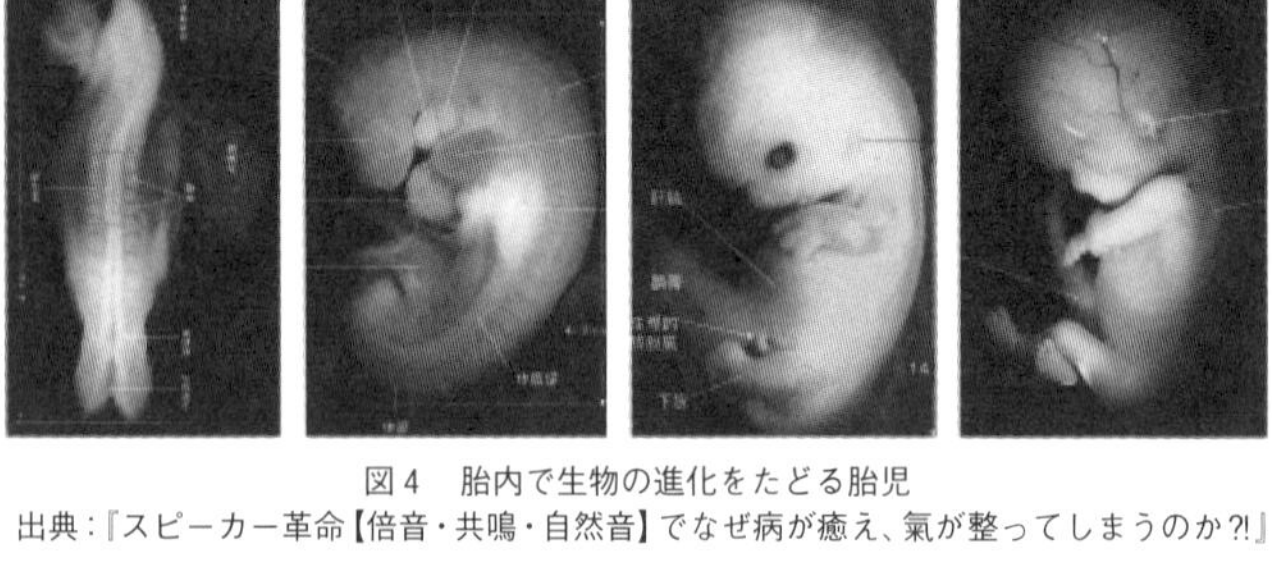

図4　胎内で生物の進化をたどる胎児
出典:『スピーカー革命【倍音・共鳴・自然音】でなぜ病が癒え、氣が整ってしまうのか?!』

ってきて重なるため、海中の波のようにうねりを起こしています。

そのうねりのすべてを、胎児は脊髄（脊髄の感覚器官と中枢神経）で聞くのです。

水中でたくさんの波紋が重なり、うねりをともなっている状態を、私どもは「響き」と呼んでいます。

水中を伝わる音と、空気中を伝わる音は、同じ音波として扱えないほど性質が異なるため、このようにあえて区別しています。

音のエネルギーは「水中」「固体中」で大きくなる

胎児のしくみを考えるときには「環境が水中である」ということがポイントになります。

私たちは、普段、空気の中にいますから、空気中を伝わってくる音を「耳」で聞いています。

一方、**胎児は、羊水という液体と、脊髄という固体から伝わる音を「骨伝導」で聞いています。**

空気を伝わる音は1秒に約340メートルの速度で進みます。

水の中で伝わる音は、1秒に約1500メートルと速度が速まります。

固体ではもっと速く、たとえば鉄の中では1秒に約6000メートルという音速になります。

つまり羊水という水の中と、脊髄から骨伝導で伝わる音は、空気を通して伝わる音よりずっと速く伝わるのです。

さらに、音波の持つエネルギーも、羊水内のほうが大きくなります。

空気を伝わる音は縦波ですが、羊水内を伝わる音は横波です。

地震で大きな被害を出すのが横波であるように、胎児の体温を38℃という高温に高めるエネルギーを持つのは羊水内の横波です（詳細77ページ）。

「響き」が胎児の血流を助け体温を生み出す

羊水内では、倍音により耳には聞こえない高周波が飛びかう状態になっています。

この高周波（超音波）の振動は、羊水内に響くと、脊髄や頭がい骨と共鳴を起こします（詳細58ページ）。

共鳴が起こると、音波の振幅・振動が大きくなります。

これが胎児の心臓の鼓動を助け、血流をよくします。

血流がよくなると、身体の9割以上をしめる毛細血管、その中を通る赤血球が血管壁と摩擦を起こして熱を生みます。この摩擦熱が体温になります。

「響き」は絶え間なく脊髄から入ってきて、摩擦熱を生み出し続けます。それが胎児を約38℃、体内深部は39℃という高体温に保っているのです。

そしてこの高体温が、免疫細胞を活性化し、高い免疫力を生み出します。

「響き」がもたらす恩恵

羊水内の「響き」は、胎児を育てていると言えるほど、さまざまなはたらきをしています。

響きが胎児にもたらす恩恵は以下の通りです。

- 脊髄と臓器、細胞を震わせて刺激を与え、細胞の代謝・成長を促進
- 心臓の鼓動と肺の動きを助け、血流を助ける
- 血流がよくなることで体温を上昇させ38℃という高体温に保つ
- 血液内の鉄分（赤血球）を黒サビでコーティングする
- 生体磁気を高める
- 体内水分率を約80％に保つ
- 胎児が羊水内にした尿を分解・浄化

・細胞のがん化を防ぐ

それぞれの詳細については、後の章で詳しく見ていきます。

細胞も響きを聞く

羊水内の響きは、体温を上げるのみならず、細胞の形を作り、成長を促進させます。

２０１７年、東北大学医学部は「細胞増殖を調整するアンテナ『一次繊毛《せんもう》』のしくみを解明した」と発表しました。

これによると、細胞のひとつひとつに、一次繊毛という突起状のアンテナがあり、外部刺激を細胞内部に情報伝達し、細胞活性を刺激しているということです（次ページ図５）。これは細胞が単独で「響き」をキャッチできることを示します。

もうひとつ、細胞自体が音をキャッチしていることを裏付けているのが、「クラドニの音の図形」です。

　ドイツの物理学者・天文学者のエルンスト・クラドニ（1756－1827）は、それぞれの周波動（固有周波数）は、それぞれに違った形であらわれることを発見しました（1802年『音響学』）。

　43、44ページの図6、図7は、薄い金属板の上に敷かれた砂に、各周波数を振動させることで出現したクラドニ図形と、動物の体表との比較写真です。

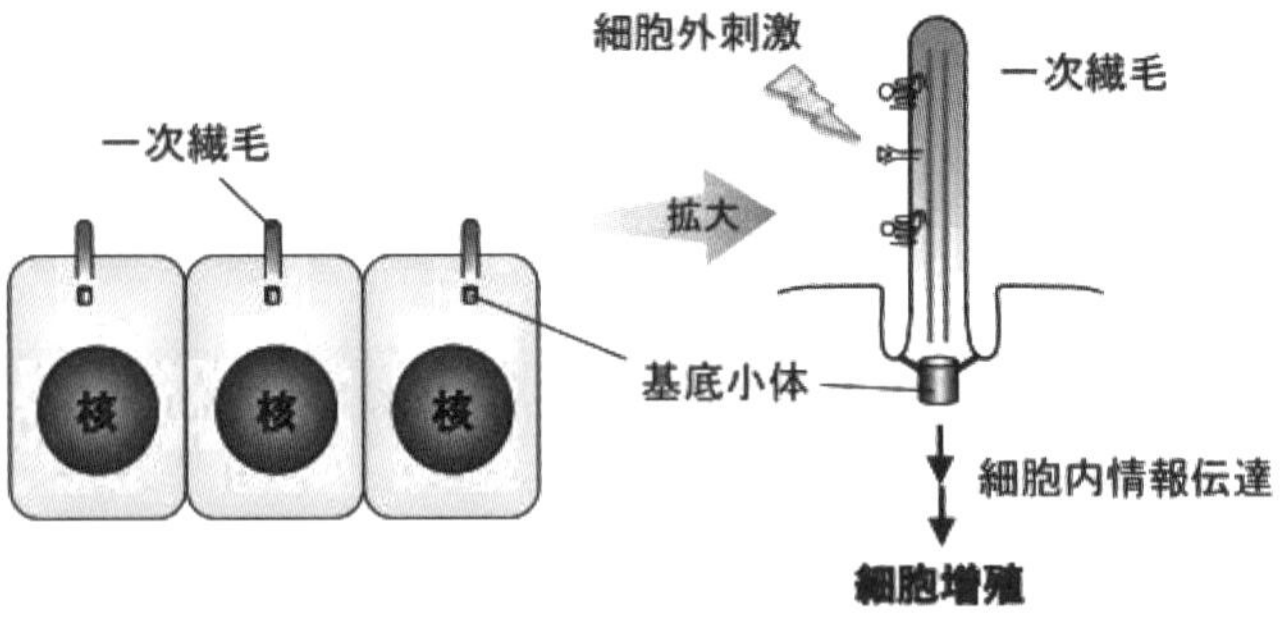

図5　一次繊毛のしくみ（出典：東北大学医学部プレスリリース）

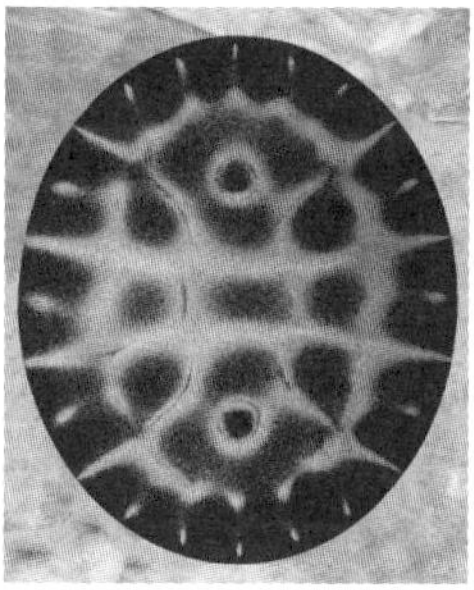

1021ヘルツ

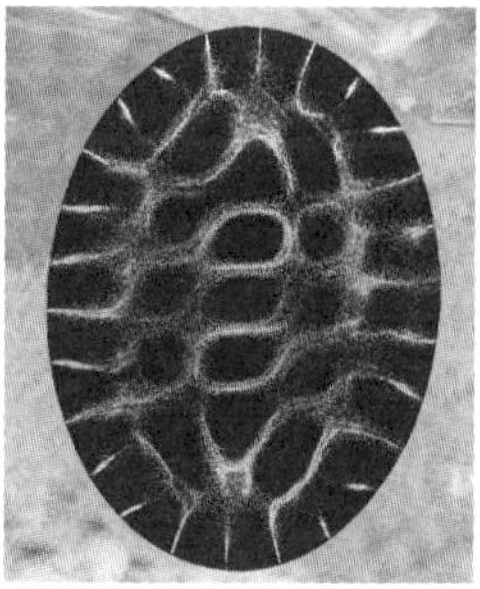

2041ヘルツ

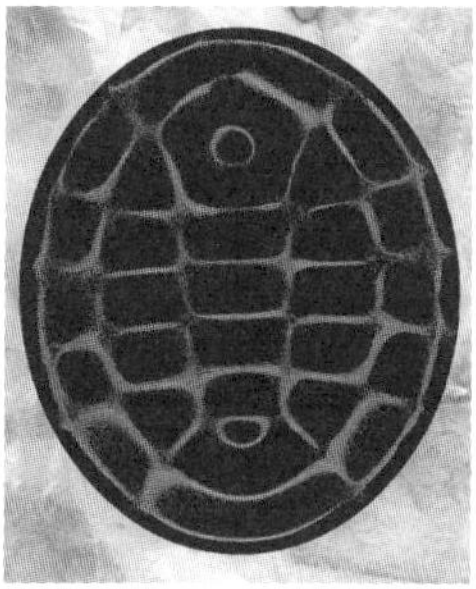

1088ヘルツ

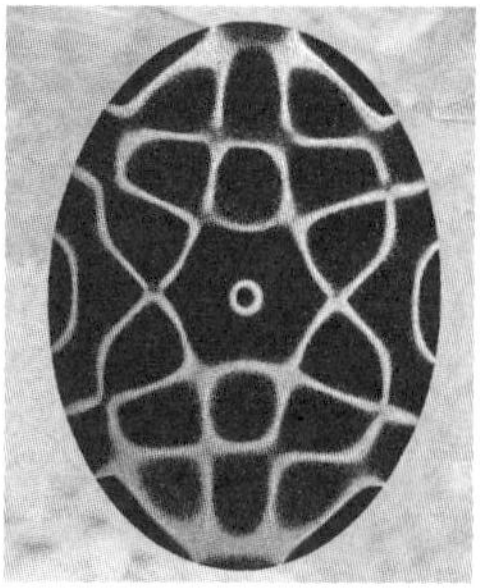

1085ヘルツ

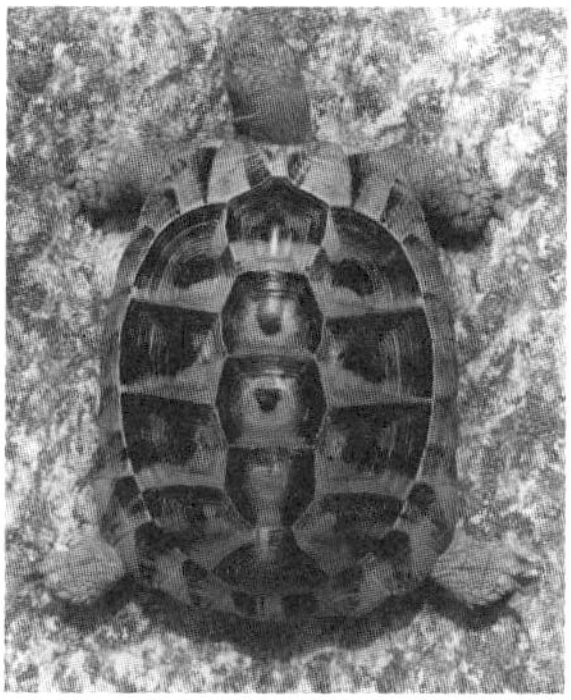

図6　カメの甲羅と1021ヘルツ、2041ヘルツ、1088ヘルツ、1085ヘルツの振動で出現したクラドニ図形
出典『ウォーター・サウンド・イメージ』著：アレクサンダー・ラウターヴァッサー　ヒカルランド）

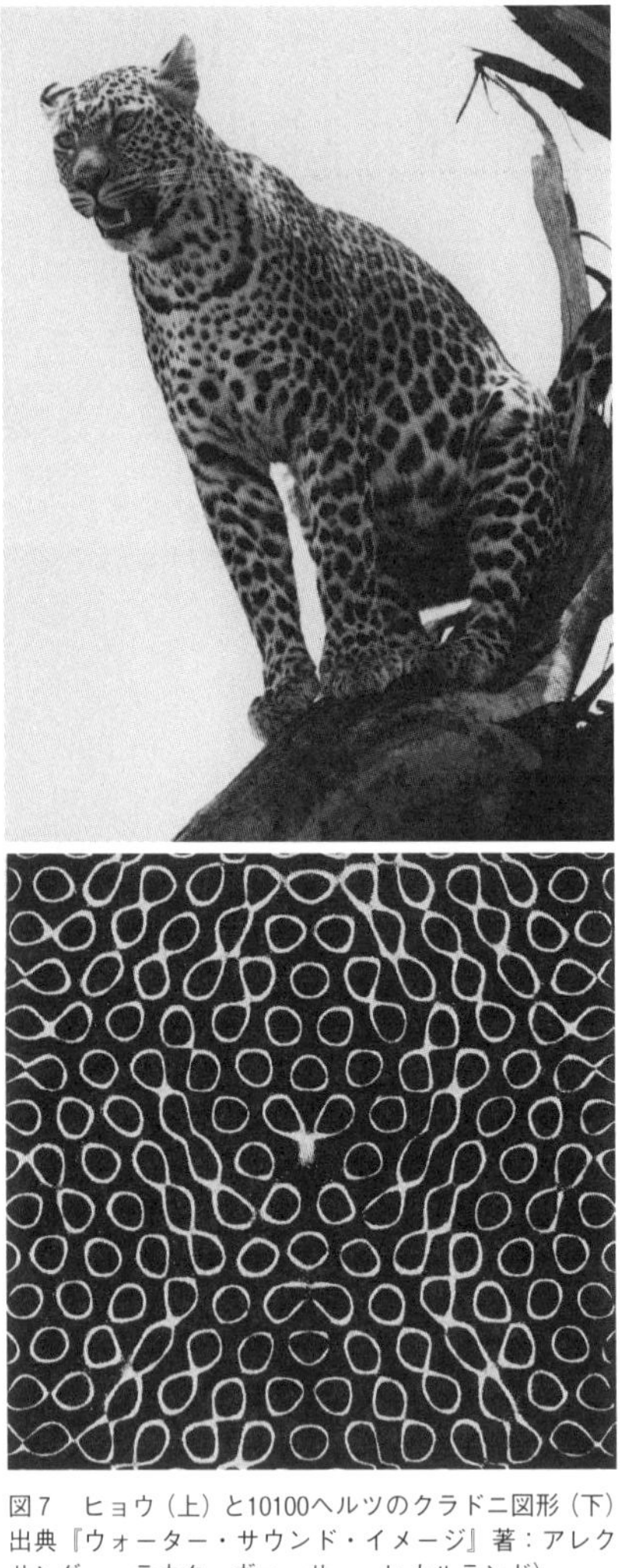

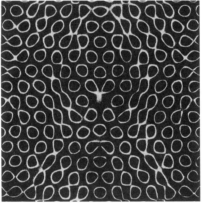

図7　ヒョウ（上）と10100ヘルツのクラドニ図形（下）
出典『ウォーター・サウンド・イメージ』著：アレクサンダー・ラウターヴァッサー　ヒカルランド）

動物の模様と、周波数の形（クラドニ図形）の類似には驚くばかりです。さらに水中でこれらの周波数を複合的に響かせると、内臓の形になるといわれています。

このように、羊水の中で胎児は、体温を上げるのにも、細胞が成長するのにも、水中の「響き」を使っています。

私ども音響免疫療法学会で開発した「音響チェア　羊水の響き」は、以上に見てきたような羊水内の周波数環境「響き」を人体に再現することで、イスに座る人の身体に、胎児の環境を再現します。そして胎児と同じように、体温上昇、血流改善、血液の浄化、細胞の活性化、生体磁気の強化、免疫力の強化などが再現されます。

これらをふまえて、音響チェアが羊水の中の響きを再現するしくみを個々にご説明していきます。

第2章

音・自然・生命に学ぶ音響免疫療法

人工音を自然音へ変換する音の革命

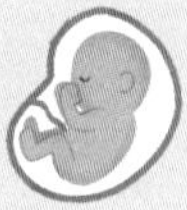

脊髄と経脈に沿った7つのスピーカー

「音響チェア　羊水の響き」は、脊髄に音を響かせるために、イスの背面部分に7つのスピーカーを設置しています（次ページ図8）。

脊髄に骨伝導で音波を響かせるためにこのように配置しているわけですが、背骨の真下ではなく、気の流れを司る経脈とツボの位置に沿うように7つ配置しているのが特徴です。

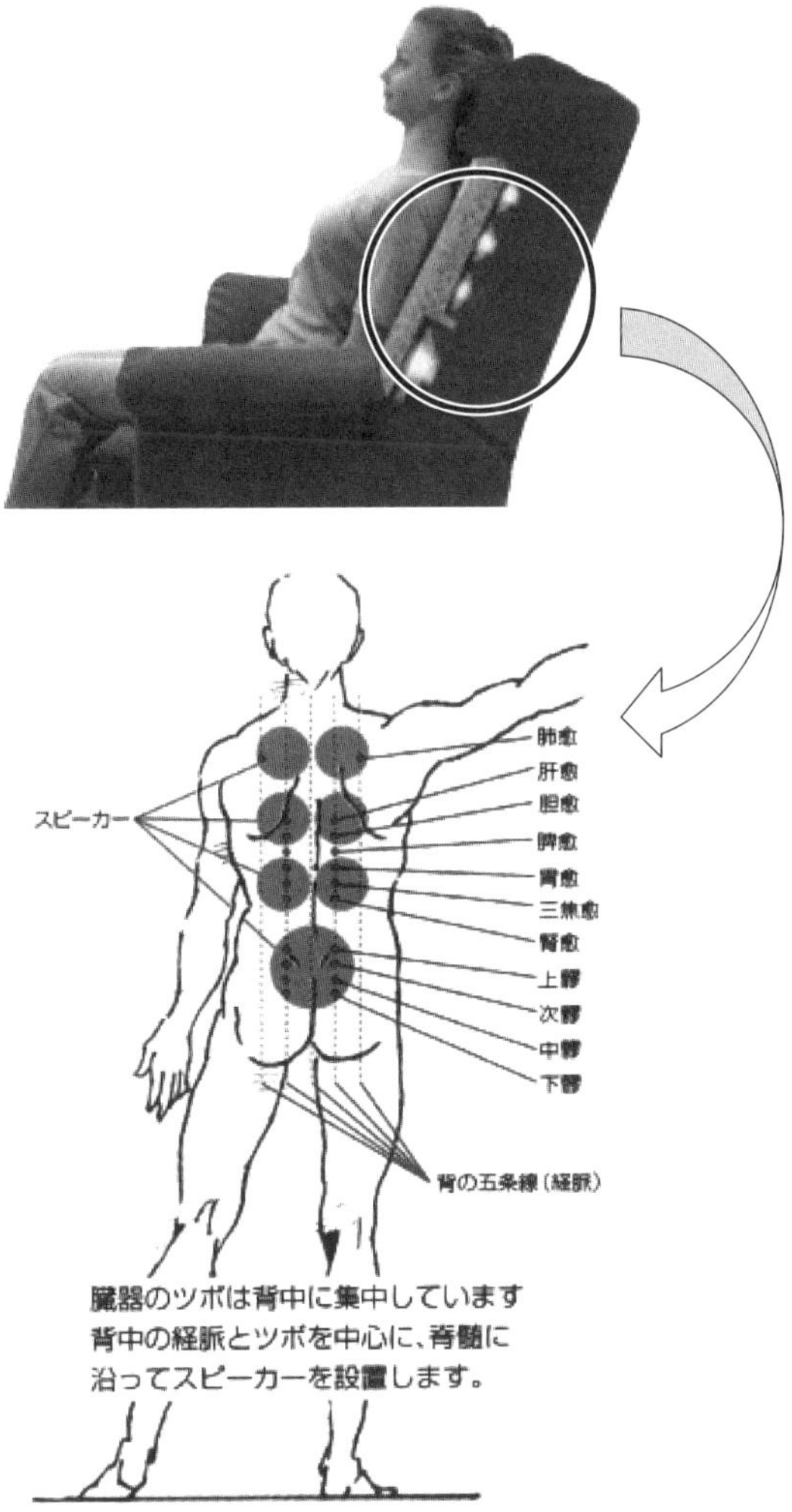

図８　音響チェアスピーカー位置

音革命！　人工音を自然音へ戻す

そのスピーカーの上には、中が空洞になったストローファイバー（図9）を網目状に重ねて立体にし、かなりの厚さをもたせて敷き詰めています（図10）。

これは音響チェアの要になる技術で、世界的に見ても音響技術における革命であり、世界各地で特許を取得しています。

どこが革命といえるのか？　それは、スピーカーから発せられる「人工音」を、胎児が聞いている「自然音」に変換する点です。

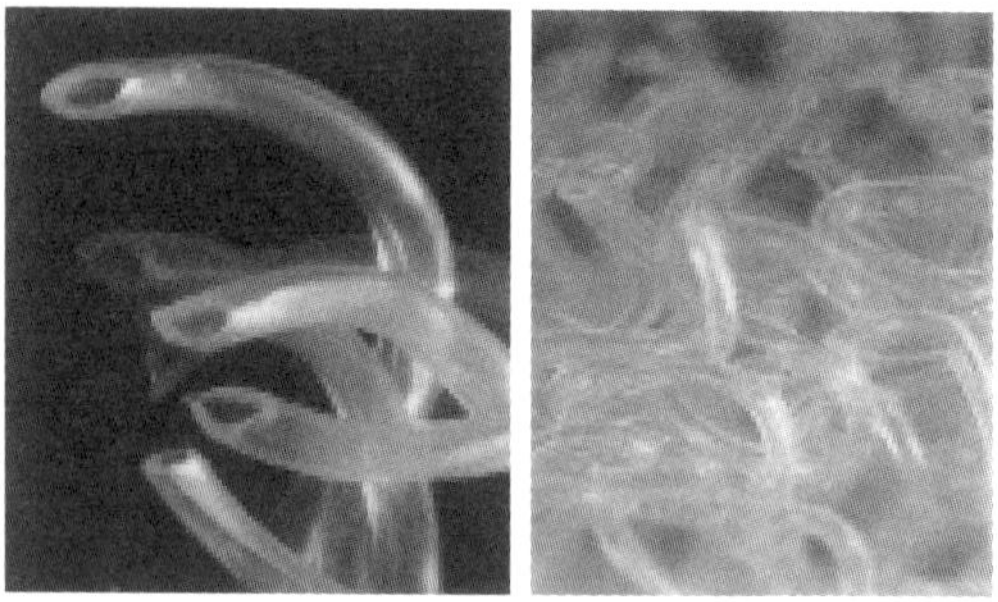

図9　中空ストローファイバーの拡大写真

「音響チェア　羊水の響き」世界での特許取得状況

・中国での特許番号　ZL200480028147
・アメリカ合衆国での特許番号　771375
・ロシア共和国での特許番号　2401037
・日本での特許番号　第4907991
・EPC（ドイツ・フランス・イギリス・イタリア）での特許番号
1683446
・韓国での特許番号　10-1091781

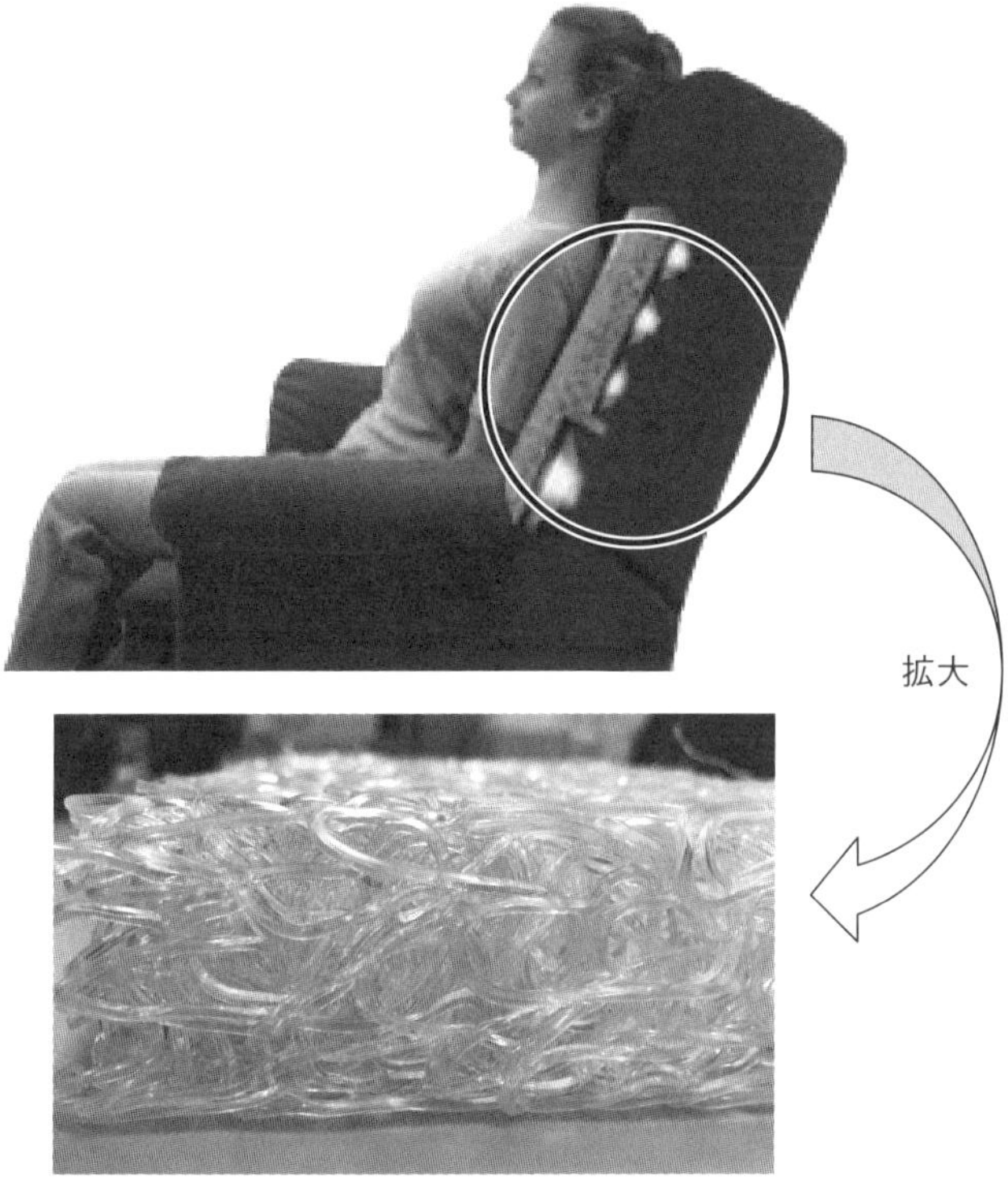

図10　チェア背面に厚く敷き詰められた中空ストローファイバー網構造体

人工音と自然音の違いは自分の声でわかる

音には、人工音と、自然音があります。
人工音とは、その名の通り、人工的に作られた音。
自然音とは、鳥のさえずりや波の音、雷、人の声などです。

人工音と自然音の違いは、自分の声を録音してみるとわかります。
録音した声が、人工音です。
自分の声を録音して聞くと、うわずっていて、まるで他人の声に聞こえます。

一方、普段話すときに聞いている自分の声が、自然音です。
自分の声は、録音より深く厚みのある音に聞こえます。
この差はどうして起こるのでしょうか？

人工音はスピーカー音

人工音の代表は、スピーカー音です。

今やスーパーマーケット、カフェ、車の中、TV、パソコン、携帯電話など、あらゆる場所から絶え間なく聞こえてくるスピーカー音ですが、実は何気なく聞いているこの音は、身体に大変な負荷がかかる害音なのです。

空気中では、空気の密度が高くなったり低くなったりすることで、空気が波のように振動し、それが鼓膜にぶつかることで「音」として聞こえます（図11）。

音とは複数の周波数の重なりですが、スピーカー音の音源であるデジタル音は、耳に聞こえない周波数を

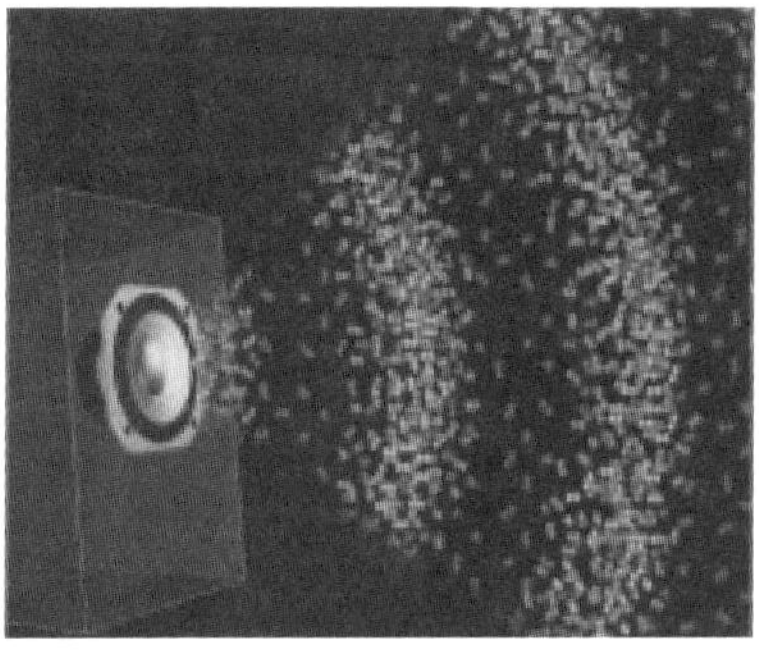

図11　スピーカー音が、空気中を波として伝わる様子

カットしているため、含まれる周波数が少なくなります。つまり波を構成する要素が少なくなるのです。

波の数が少ないために、スピーカー音は、うわずって聞こえます。

また、このとき波は粗い形になります。イメージでいうとギザギザです。

このギザギザ波がスピーカーから発せられると、鼓膜のみならず、脳にも身体にも空気を通してぶつかってくるわけです。それが身体に緊張を生み、ひいては不安や恐怖感などを引き起こします。

これは、最近認定されたゲームやスマホ依存症へも影響していると私は考えています。

スピーカー音は人体に悪影響を及ぼしている

２０１８年、世界保健機関（ＷＨＯ）は、オンラインゲームやテレビゲームのやり過ぎで日常生活が困難になる「ゲーム障害」を新たな疾病として認定し、依存症のひとつとして最新版「国際疾病分類」に加えたと発表しました。

依存症は、理性で行動をコントロールできなくなり日常生活に支障をきたす状態をさします。

ゲームが依存症までになる背景には、ゲームから得られる不安と達成感の繰り返しといったような強い刺激や、日常では得られないような興奮から、脳内ホルモンが分泌異常を起こすことに一因があるといいます。

ゲームと必ずセットになっているスピーカー音は、そのような強い刺激を助長するのです。

またオーストラリア・ブリスベンのクイーンズランド大学は、「毎日6時間以上テレビを見る人は、テレビを見ない人に比べ、5年寿命が短くなる」と発表しました。

これは25歳以上の成人において、毎日1時間テレビを見ると21分寿命が短くなるという結果から導きだされたものです。

これもゲーム障害同様、テレビのスピーカー音が身体への悪影響を助長する一例です。

自然音は倍音を豊かに含む音

一方、自然音は、倍音として低周波から高周波まで幅広い波長を含んでいる音です。

私たちが普段聞いている「音」は、複数の周波数の重なりです（図12）。

倍音とは、その複数の周波数のうち、もとになる音（基音）の周波数を整数倍した音のことです。

ひとつの音に含まれる周波数が倍音関係になっていると、人間にはその音が調和して、ここちよく聞こえます。

最上級とされる高価な楽器や、人気の歌手の

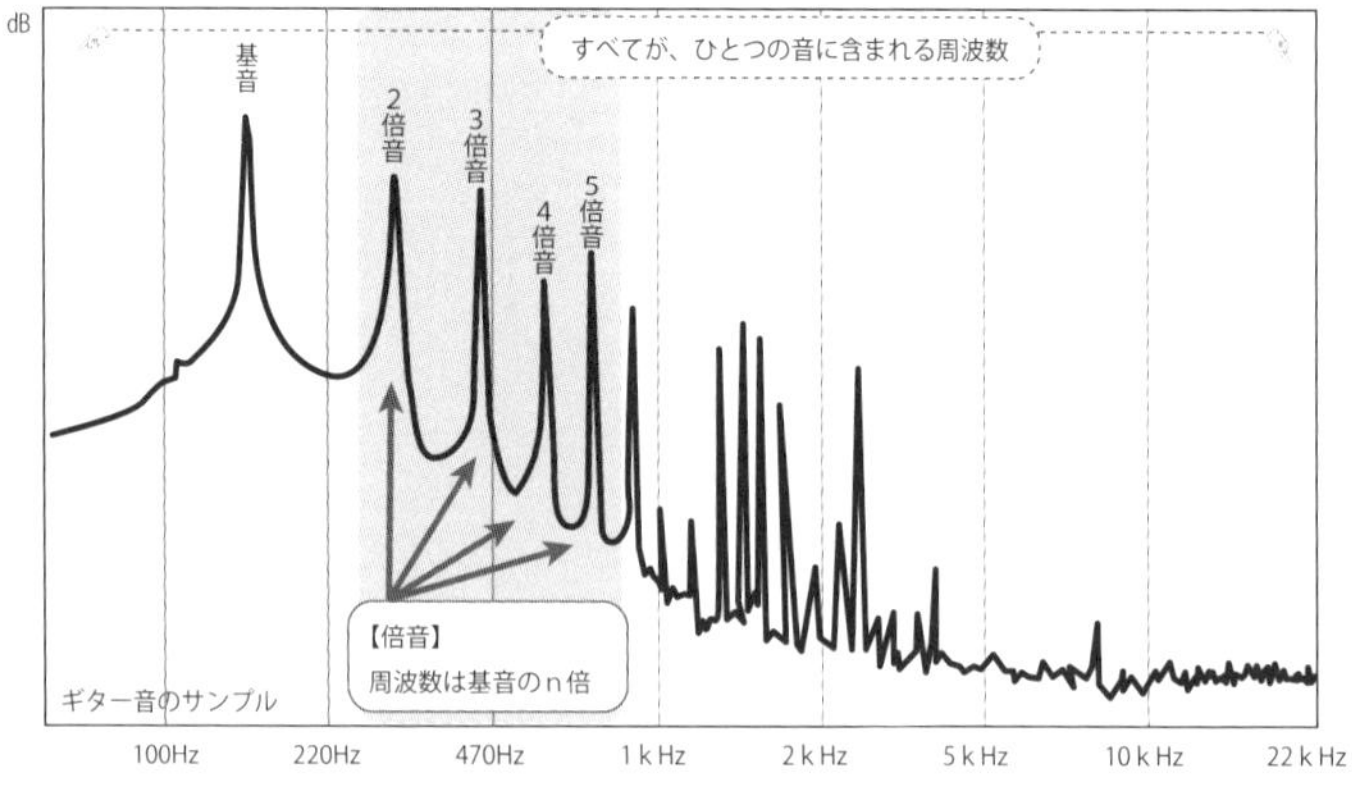

図12　ひとつの音に含まれる倍音

声には、たくさんの倍音が含まれるといいます。これは、その音に含まれている周波数が整っている状態をさしています。

自然音は、耳に聞こえないほど低い周波数と高い周波数を「倍音」として含んでいます。人間の耳に聞こえる音（可聴領域）は、大体20Hz～2万Hz（次ページ図13）ですが、それより高い、あるいは低い領域においても、たくさんの周波数が響いている。それが自然音です。

イルカやコウモリ、クジラが出す声、フルートやバイオリン、ピアノや太鼓といった楽器の倍音にも、耳に聞こえない高周波・低周波が含まれています。

自然音は身体共鳴する音

自然音が倍音として含む幅広い周波数は、体内の骨や内臓と共鳴を起こします。

たとえば、雷がすぐそばに落ちたときの音は衝撃的です。全身が震えます。皆さんも

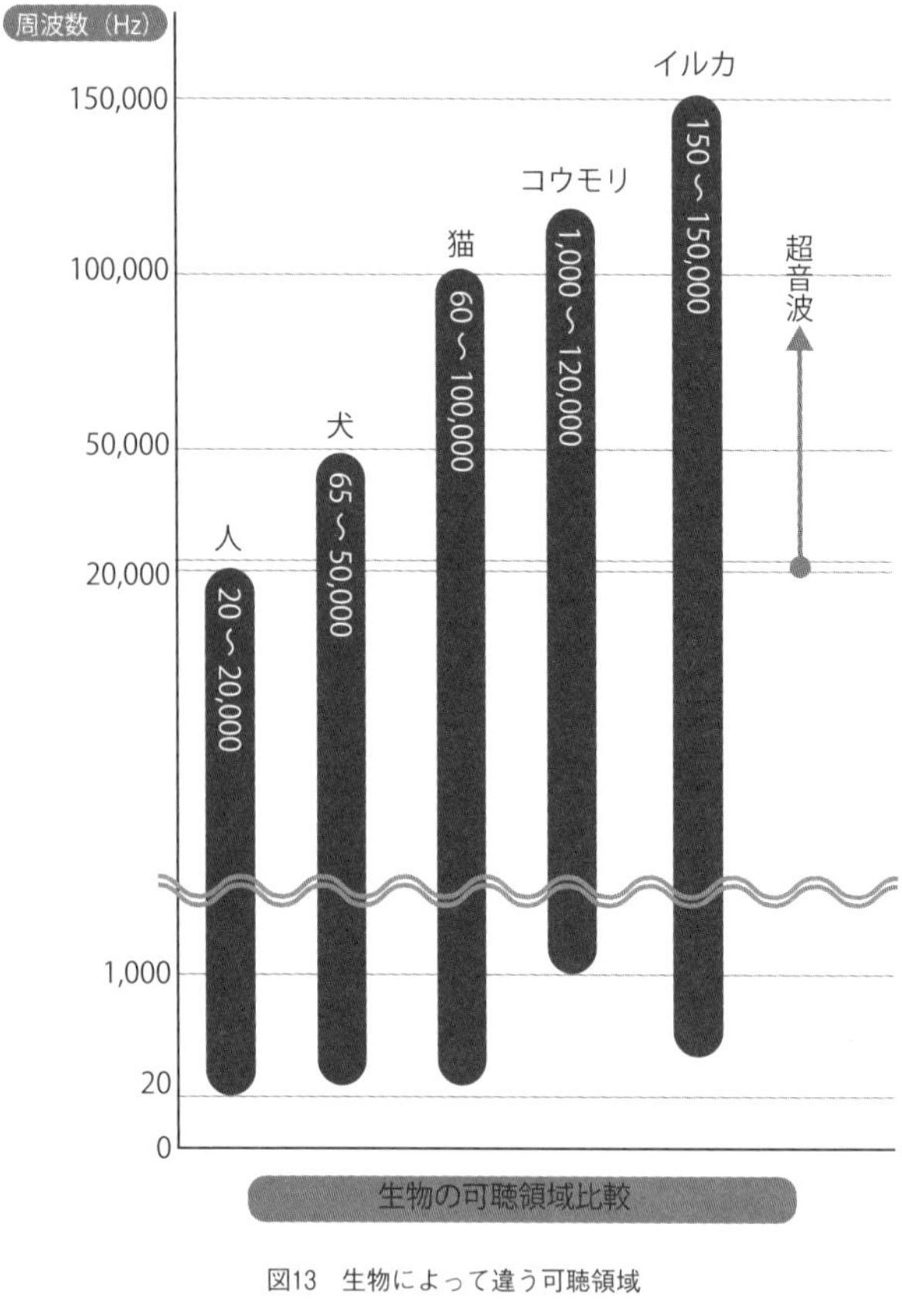

図13　生物によって違う可聴領域

全身でその振動を経験したことがおありでしょう。

雷の音が、あれほどまでに身体に響くのは、雷の音に含まれる周波数と、骨が共鳴するからです。

人体の骨は、部位によって共鳴する周波数が異なることがわかっています（60ページ図14）。

聴覚心理音楽の権威で医師のアルフレッド・トマティス博士は、骨伝導聴力に関する研究から、「音の周波数の高低によって人体の共振する部位が異なる」という研究結果を出しています。

図14を見ると、仙骨は低音（低周波数）、頭頂骨は高音（高周波数）に対応していることがわかります。

雷の音には、高音から低音までの基音とたくさんの倍音が含まれているために、お尻から頭までにわたる骨のパーツが共鳴を起こします。

骨が震えると、周囲の細胞や臓器も震えます。

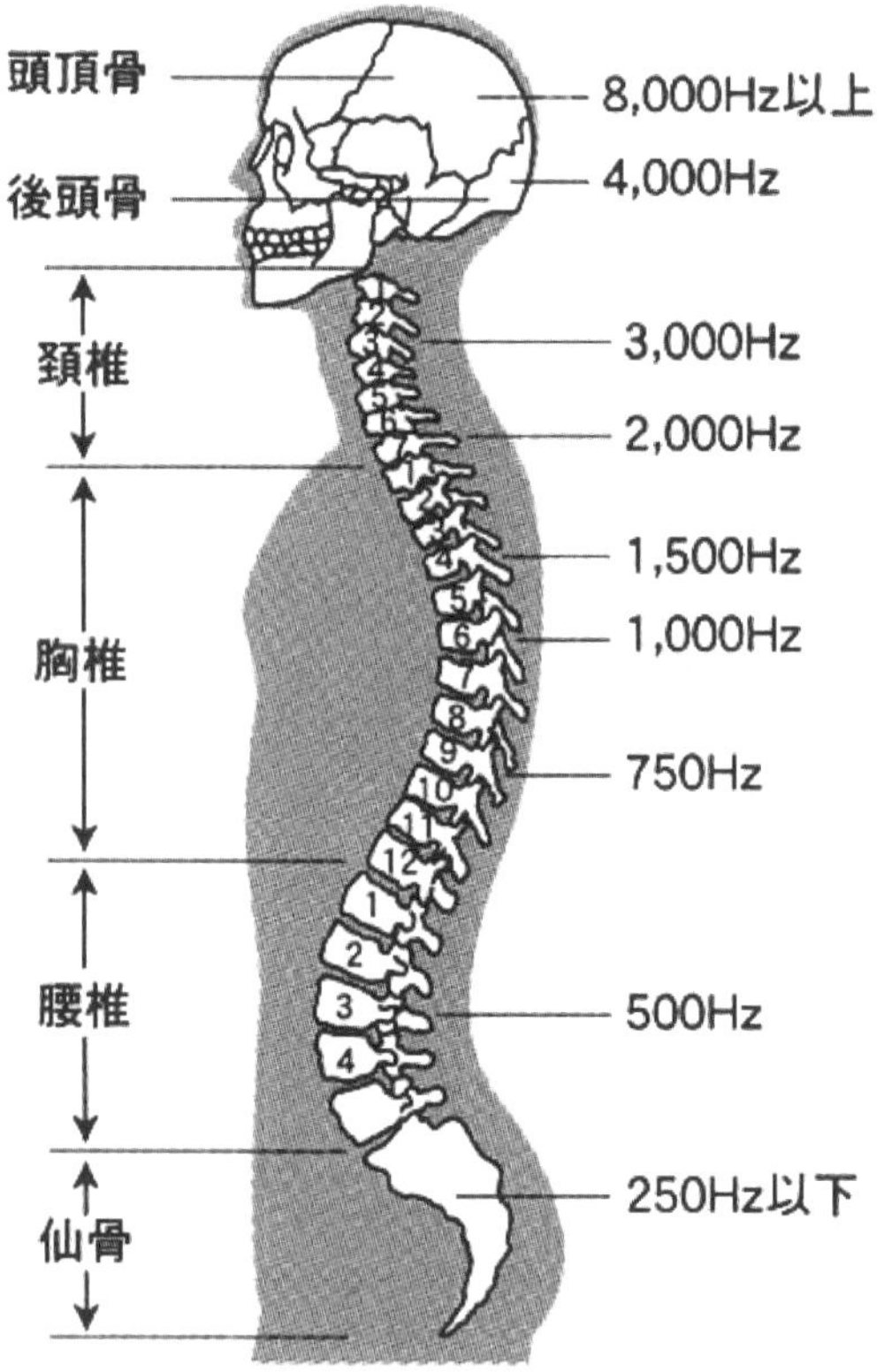

図14　骨と固有周波数の関係

つまり身体の内側から振動するのです。

自分の声が録音した声より低く聞こえるのは、声に含まれる周波数が倍音を豊かに含んでおり、さらにそれらが体内の骨・臓器・細胞と共鳴して響いた音を声として聞いているからです。

自然音は、心身への生理的効果をもたらすと言われます。そのゆえんは、人間の体内で共鳴が起こり、脊髄、内臓、細胞を身体の内側から運動させるからです。

音響技術における革命　中空ストローファイバー網構造体

胎児が胎内で脊髄から聞いている音は、羊水中の自然音です。

しかし、音響チェアの背面に設置されている7つのスピーカーから出る音は、空気を介する人工音です。

胎児の状態を再現するためには、これを限りなく自然音に近づけるよう変換しなくてはなりません。

人工音を自然音へ。この変換をになっているのが、音響技術の革命とご紹介した「中空ストローファイバーによる網構造体」です。

中空ストローファイバーによる網構造体には、たくさんの特徴があります。

まずは倍音の面からみた特徴をご紹介します。

・血管と同じ柔らかさの樹脂で作られている……弦の効果
・ストロー（空洞）になっている……倍音を発生させる
・ストローが層状になっている……パイプオルガンの効果

◎血管と同じ柔らかさの樹脂で作られている……弦の効果

中空ストローファイバーは、特殊な樹脂で作られています。

この樹脂は柔らかく、また引っ張ると、とても伸びます。

これは人体の組成に似せており、「人工血管」として使うことができる特許を取得し、樹脂そのものから開発製造しているものです。

体内に入れて動かしても、違和感なく動き、また破れることのない弾力性と伸縮性、耐久性を兼ね備えています。

この樹脂を、血管と同じ細い管にします。

管の中を音が通るとき、柔らかい中空ストローファイバーは、弦のように震えます。これはスピーカー音を、弦楽器の「生音」のような音質に変えます。

◎ストロー（空洞）になっている……倍音を発生させる

中空ストローファイバーは、その名の通り、中が空洞になっています。

この空洞は、倍音を生み出します。

これは両端が開いた管の中を通る音波が、図15のように倍音を生む性質を持っているか

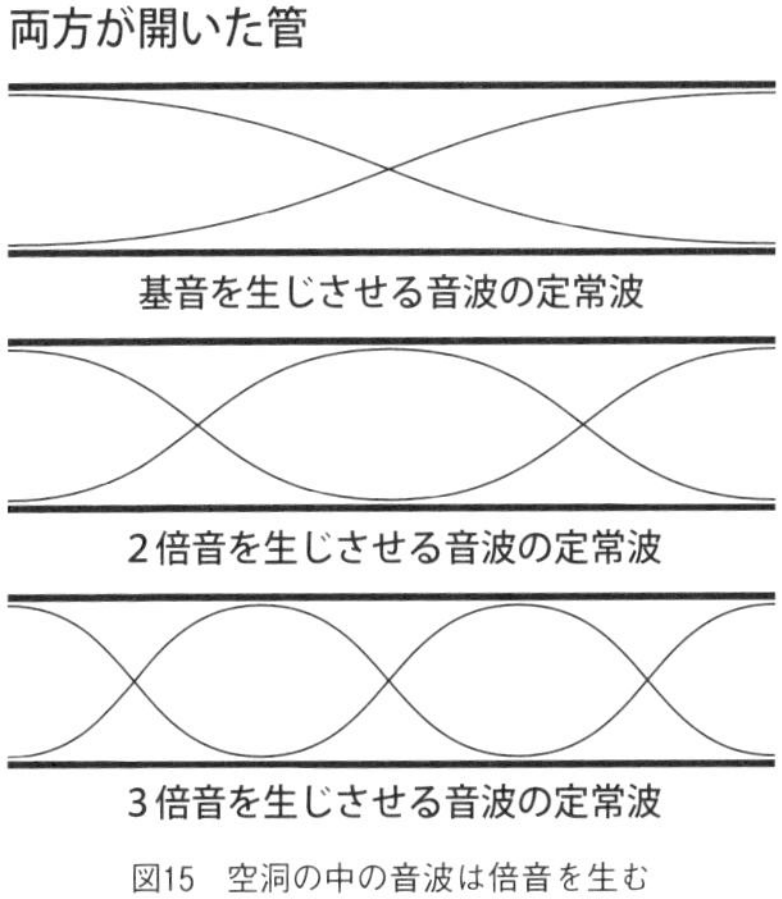

図15　空洞の中の音波は倍音を生む

らです。

◎ストローが層状になっている……パイプオルガンの効果

中空ストローファイバーを網目状に重ねて層にします（次ページ図16）。

すると、空洞のファイバーが重なり合い、パイプオルガンと同じ音響効果を生み出します。

パイプオルガンは、金属の空洞パイプがたくさん並んでいます（次ページ図17）。隣り合ったパイプが響き合って、倍音を多重に生み出しているのです。

たくさん重ねて層状にした中空ストローファイバーも同様に、ストロー同士が響き合い、倍音が増えます。

ただし、パイプオルガンの倍音は主に空気中で響きますが、中空ストローファイバーの倍音は体内で響きます。

中空ストローファイバーは素材が柔らかく、後述するように身体にフィットさせて使うため、その倍音は体内で響き、羊水内と同じ「水の波紋の響き」になるのです。

音響チェアの内部では、この中空ストローファイバー網構造体をスピーカーにかぶせるように置いています。するとスピーカーから出された音は、中空ストローファイバー網構造体を通るので、弦のような生音に変わり、体内に直接共鳴する倍音が増えるのです。

こうしてスピーカー音が、豊かな倍音を含む自然音に近づいていきます。

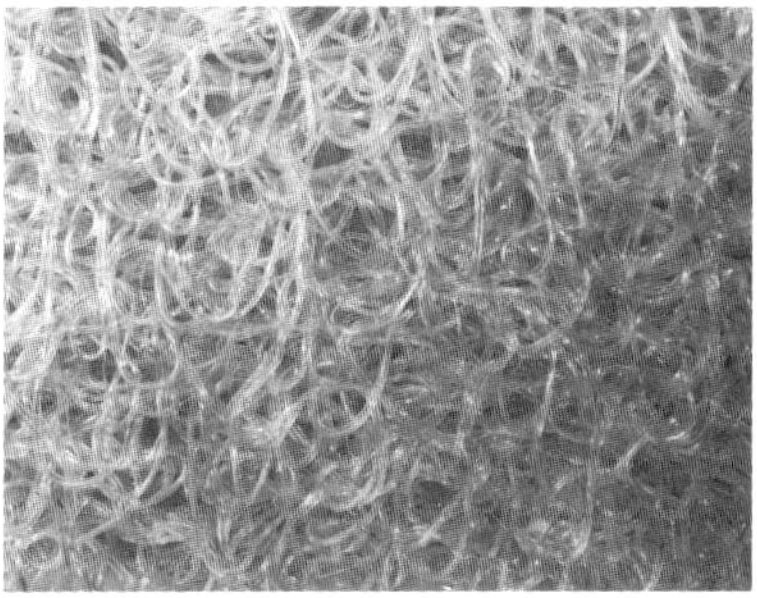

図16　層状に重ねた中空ストローファイバー（上面から撮影）

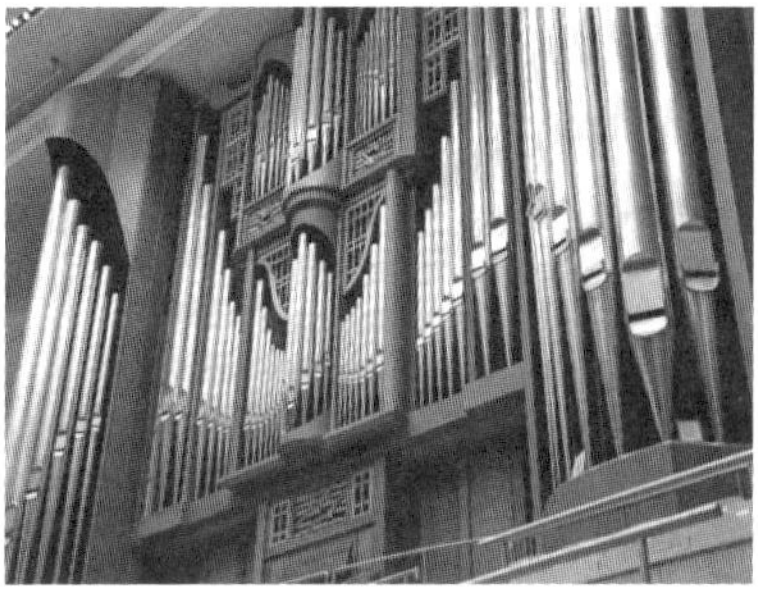

図17　パイプオルガン

共鳴で音の質とエネルギーを変える

音に対して、倍音を発生させるのは音に含まれる周波数を増やすためだとすると、共鳴を起こすのは音のエネルギーを大きくするためといえます。

共鳴とは、離れた場所にある2つの物体が、同じ周波数で振動しながらエネルギーを互いにやりとりすること。

音は波なので、2つの波が一緒に響くと、波の揺れ幅（振幅）が変化します。これが物を動かすエネルギーとなります。

オペラ歌手が声でグラスを割るシーンを見たことのある方もおられると思いますが、これも共鳴です。

オペラ歌手の声の固有周波数と、グラスの固有周波数が一致したとき、共鳴が起こってエネルギーが一気に増幅し、その力でグラスが割れるのです。

共鳴は、このように瞬時に、自動的に、大きな力として起こります。

音響チェアは共鳴多重構造

音響チェアでは、胎児より大きな大人の身体の体温を38℃にしたいわけですから、かなり強いエネルギーが必要になります。

そこでエネルギーを増幅させる共鳴のしくみをいくつも取り入れ、可能な限りのエネルギーを引き出す構造になっています。

その中でも、音響チェア内部にある共鳴のしくみは以下のものです。

◎共鳴を起こす主要なしくみ

・中空ストローファイバーを網状に重ねる――羊水内の音響を再現

・ストラディバリウスのしくみを応用――イスの内部を楽器にする

◎中空ストローファイバーを網状に重ねる――羊水内の音響を再現

中空ストローファイバー網構造体は、倍音を生むと同時に共鳴も起こします。

このとき、2つの共鳴を起こします。


ひとつは、ストロー内での共鳴です。

ストローは層状に重ねているので、たくさんの数があります。

音源はひとつなので、異なるストローの中にたくさんの同じ周波数が存在することになり、それら同士が共鳴を起こし、音波の振幅が大きくなります。

すると中空ストローファイバー網構造体内を通って出てくる音は大きな音になります。


もうひとつは、音波と脊髄・頭がい骨との体内共鳴です。

中空ストローファイバー網構造体は、イスの背中部分に敷き詰められているので、イスに座った人の背中とぴったりとくっつきます。

中空ストローファイバー網構造体は人工血管ですから、人体と同じ弾力があります。

よりかかると、まるで母親から抱きかかえられているような体感を得ますので、安心して背中をあずけることができます。

そうしてリラックスしてあずけた背中は、ほどよく脱力し、イスとぴったりと密着します。つまりスピーカー部（中空ストローファイバー網構造体）と脊髄・頭がい骨が、密着するのです。

すると、空気を通さずに、骨伝導によって、脊髄・頭がい骨へと音波が伝わることになります。

こうすることで、胎児が音を聞いているのと同じ状況――「脊髄と頭がい骨から、骨伝導によって全身で響きを感じとる」という音の聞き方が実現します。体深部にある骨、まわりにある臓器、細胞、体液すべてが、同じ響きに包まれるという音の聞き方が可能となります。

つまり録音した自分の声が、体内から響く声に戻るのと同じことが起こるのです。

◎ストラディバリウスのしくみを応用――イスの内部を楽器にする

共鳴を起こすためには、楽器の構造が非常に参考になります。

たとえばバイオリンは、本来、あの細い弦の振動だけでは、十分に空気を振動させられず、音の大きさが出ません。

そこで、弦だけでなく、楽器のボディ全体を使って共鳴を起こして、音のボリュームを上げます。

弦の振動が表板や裏板に伝わり、板が鳴り、空洞のボディが共鳴する。こうしてあのバイオリン独特の音色と音の大きさ（響き）を出しているのです。

私にはバイオリンを作っていた経験があり、バイオリンの弦をこするだけで、どうしてあの音の響きや音色を出すのか、その構造を理解していました。

ですから、共鳴を使って音のエネルギーを上げるためには、音響チェアそのものを、弦楽器と同じ構造にすればいいのだろうと考えたわけです。

そしてさらには、その音の響きの豊かさからバイオリンの中でも「名器中の名器」と呼ばれるストラディバリウスを参考にすることを思いつきました。

ストラディバリウスの音のヒミツはたくさんあるのですが、そのひとつに楽器パーツの接着方法があげられます。

ストラディバリウスは、その接着にニカワを使用しています。

ニカワは、動物性由来の有機たんぱく質で、コラーゲンをその母体としています。

コラーゲンは、お肌のぷるぷる（潤い）のもといわれるように、固まっていてもゼラチン質なので、固体と液体の、両方の構造を兼ね備えています。そのために音波（音の響き）を阻害しません。

もし内部をナットやボルトといった人工物で固定してしまうと、そこで振動が遮断されてしまい、響きは生まれません。

つまりストラディバリウスは、ニカワを使わなければ、あの豊かな響きは出し得ないのです。

ほかにも音響チェア内部には、バイオリンと同じ構造をいくつも取り入れています。

ですから音響チェアは弦楽器さながらの響きに近く、「イス自体が楽器である」ということが言えるのです。

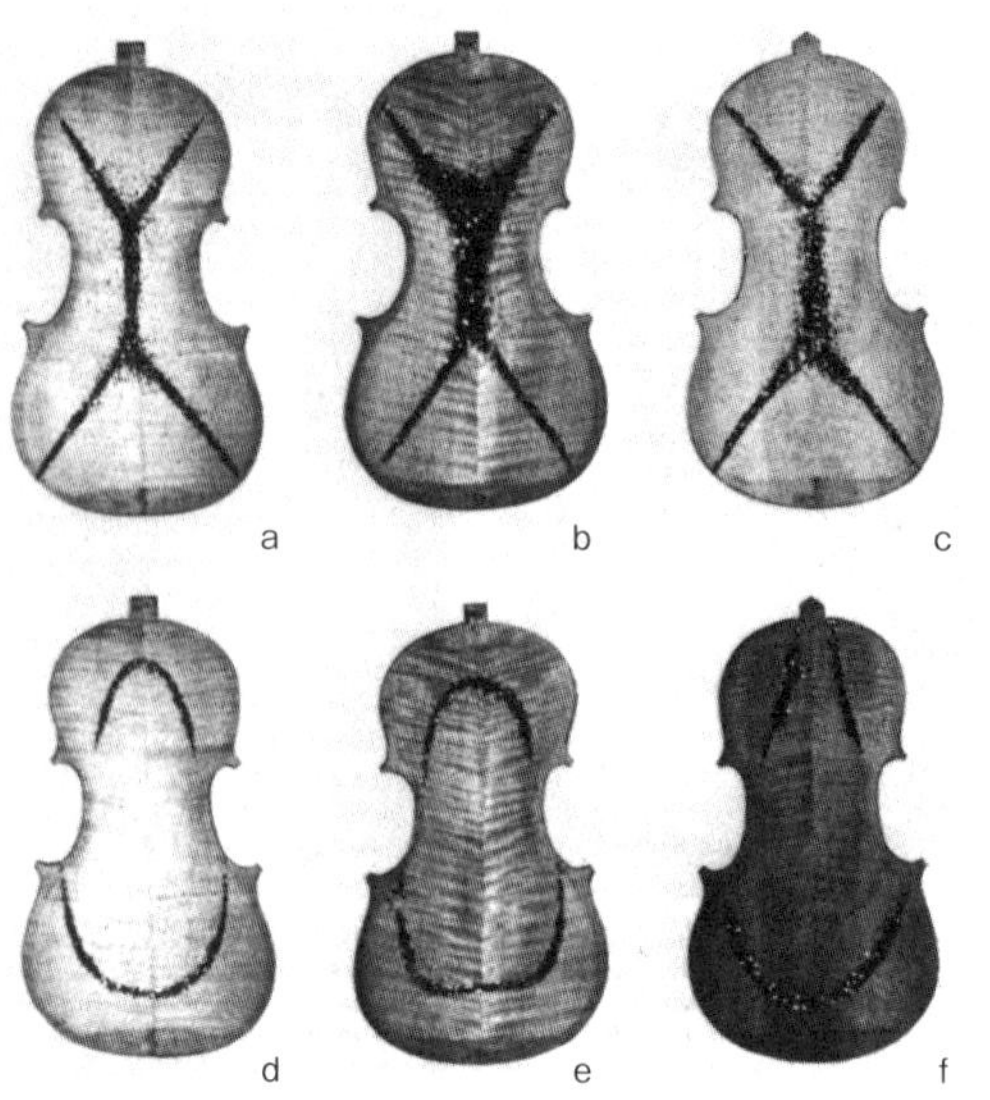

バイオリンの共鳴体比較。調律の加減で振動がまったく変わってしまう様子を表す。
出典：『ウォーター・サウンド・イメージ』（前掲）

コロナやがんに打ち勝てるほど体温と免疫力を高める振動共鳴板

これまでご紹介したのは、音響チェア内部の共鳴構造です。

さらに音響チェアの外部にも、共鳴を倍以上に高める「振動共鳴板」を設置しています。

振動共鳴板は、音響チェアの床面に設置し、音響チェア内部から出る音そのものを共鳴させせます。

これにより音波が増大し、音波のみで、バイブレーターのように激しく身体を震わせることが可能になりました。

人間の身体の熱が急速に上がるとき、ブルブルと振動することからわかるように、振動は急速に熱を生み出します。

振動が大きければ、生み出される熱もまた大きくなります。

免疫力が下がり発熱できなくなってしまった身体でも、この強力な振動によって発熱が可能となります。

発熱する力を取り戻すことができれば、自己免疫力を高め、コロナや細胞のがん化も予防することができるようになります。

古代楽器が示す治療のカギは体内共鳴

前掲した図14で示したように、音響チェアから生み出された倍音は、脊髄と頭がい骨とに共鳴を起こします。

脊髄と頭がい骨に音波（響き）が共鳴するとき、「治癒」が起こります。

チベット医療で使われるチベタンボウル、シンギングボウル。

中国映画や音楽によく使われる銅鑼《どら》。

日本のお寺にある鐘。

これらはすべて、古代に治療道具として使われていたものです。

中国に現存する最古の医学書『黄帝内経』には、「５０００年前にチベタンボウル、鐘の響きで病を治した」という記述が残っています。

日本では、お寺の鐘というとお坊さんが撞《つ》いて使うイメージが一般的ですが、中国には今でも病を治す道具という認識が残っています。

写真（図18）は、中国のお寺にある仏像です。鐘の中に座っています。鐘の中でその振動を全身で浴び、身体全体がその振動に包まれている様子がわかります。治療的に使う場合、このように使うのです。

日本に仏教が入ってきたのは中国では宋の時代ですが、治療的な鐘の使い方までは渡来しなかったのでしょう。

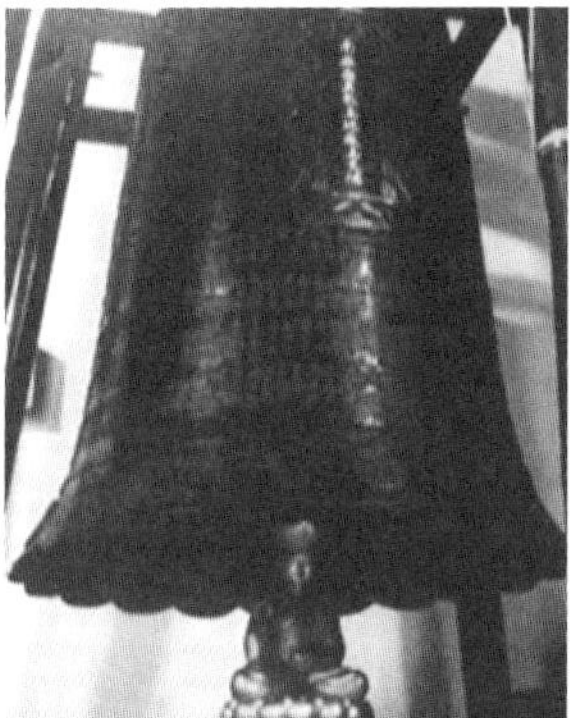

図18　鐘の中に入っている仏像（中国）

私は、チベタンボウル、シンギングボウル、ドラ、鐘といった、古代から使われてきた治療具に

着目し、研究を重ねてきました。

これらの楽器に共通するのは、

・身体を覆うようにかぶせる、あるいは脊髄にくっつけるなど、骨と共鳴を起こすような方法で鳴らして使うこと

・大きな音で、身体深部まで音が響くように使うこと

・その音に重低音から超高音まで倍音が含まれていること

・金属でできていること

・主成分の金属が銅であること

でした。

この共通点から見えてきたのは、これらの楽器がすべて「いかに脊髄（と頭がい骨）に共鳴を起こすか」を目的として作られているということでした。

これは胎児の音響環境そのものです。

古代の人は、**脊髄に振動を共鳴させることが治癒の要であること**を熟知して使っていたのです。これぞ古代の叡智です。

縦波から横波へエネルギーを増大させる

音響チェアは、音波エネルギーの質そのものも変換させる構造を持っています。

音響チェアは、縦波を横波に変換するのです。

これは、人工音を自然音に変換すると同時に起こります。

耳で聞く音（スピーカー音）は、空気を伝わり、鼓膜を震わす縦波（進行方向に対し押す向きの波）です。地震で、最初にドンと突き上げるのが、縦波です（図19）。

これはエネルギーとしてみると、エネルギー量

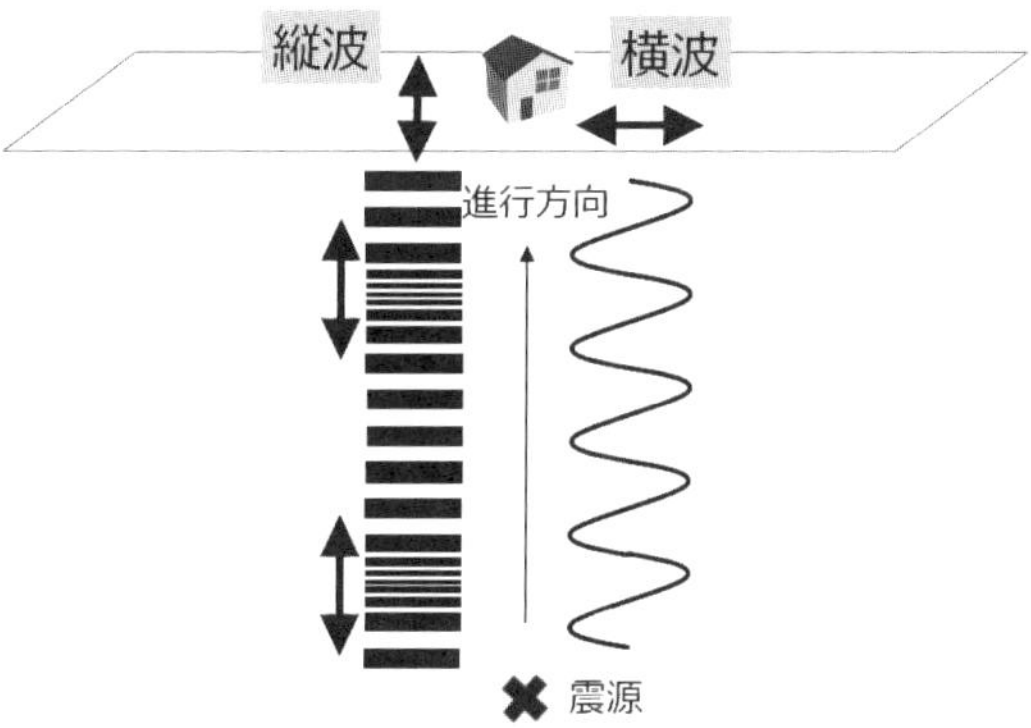

図19　縦波と横波

の少ない響きです。縦波の音は、身体への衝撃にはなりますが、体温を上げることはありません。

一方、骨伝導で響いた自然音――脊髄、細胞、体液が振動する音は、横波（進行方向に対し直角に揺さぶるような向きの波）です。

地震において、横波は、地盤ごと揺さぶり被害を大きくします。

横波は、体液、細胞、血液そのものを震わせ、発熱させるエネルギーを持ちます。

短時間で急激に温度上昇させる電子レンジは、電磁波の横波を使っています。

羊水の中というのも、実は横波（響き）が飛び交っている環境です。羊水の中は、さながら「お母さんレンジ」でもあるのです。

羊水内というのはエネルギーの大きな横波が飛びかうからこそ、細胞を育成し、尿の分子構造を分解し、胎児の血流を助け38℃に体温を保つなど、冒頭に上げた「響きがもたらす恩恵」のすべてが可能となっています。

非常によくできている胎内の構造には、驚くばかりです。

生命の急所　脊髄

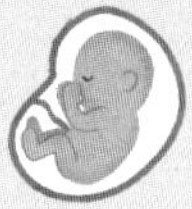

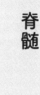

脊髄刺激とホルモン分泌

胎児が響きとして音を聞いている脊髄は、全身に指令を送る神経系統の中心です。

脊髄と脳を合わせて、ここを中枢神経系と呼びます。

中枢神経には、感覚器からの情報も入ってくるので、胎児は音を感じ取ることができています。

胎児の母体である母親の生死は、胎児の生死に直結します。

ですから、母親の生命に危険がある場合、胎児も即座に危険を察知しなくてはなりません。

そのため、母親の発する情報＝響きが入ってくる脊髄は、胎児の生命線となり、脊髄から伝わる響きは「生命信号」として胎児のＤＮＡに記録されていきます。

胎児のときから、脊髄は生命の急所として機能します。


産まれた後も変わらず、脊髄への刺激振動は、生命活動に直結します。

動物は、脊髄（中枢神経）で響きや刺激振動を感知すると、ホルモンが分泌されます。

ホルモンは、情報を伝達する物質で、分泌されると一瞬で全身に作用します。

たとえば、私たちが危機的な状況になると、いわゆる火事場の馬鹿力が出るといわれますが、この力を出させるのはホルモン・アドレナリンです。

アドレナリンの影響力は、薬物麻薬モルヒネの7倍の強さといわれます。

生命の危機的状況で瞬時に動けるためのしくみ、それがホルモンでもあります。

ライオンがシマウマを捕獲するとき、脊髄に一撃を与えます。

これはホルモン分泌を応用した作戦です。

脊髄に衝撃を受けたシマウマは、それを生命の危機と判断し、麻薬作用を持つホルモンを自ら分泌して、瞬時に無痛状態へと切りかえライオンへの抵抗をやめるので、ライオンは脊髄を狙うのです。

人間も雷が脊髄に響くとき、脊髄への刺激からホルモンが分泌されるために、意思とは関係なく、瞬間的に恐怖を感じます。

ホルモンには感情や気分に大きな影響を及ぼす強い作用があり、心を瞬時に変えるのです。

薬に頼らず、自らのホルモン分泌を促すことができる音響チェア

このように、脊髄（中枢神経）への刺激は、生体麻薬・脳内麻薬とも呼ばれるホルモンを分泌するわけですが、ホルモンにはたくさんの種類があって、恐怖や生命危機を感じさせるものだけではなく「快楽ホルモン」や「幸せホルモン」と呼ばれる種類のものもあります。

恍惚感をつかさどるエンドルフィン、興奮や感動に関連するドーパミン、愛情に関係するオキシトシン、理性・心のバランスにかかわるセロトニン、元気や活力をつかさどるアドレナリンなどです。

音響チェアでは、脊髄への「安心できる環境下で継続する大きな振動」という刺激があるために、この快楽ホルモンが多く分泌されます。

音響チェアの体験感想では、

「帰り道に、強い幸福感を感じました。見るものすべて美しい感じでした」

「ものすごく優しい気持ちがあふれました」

「涙が止まらなくなりました」

「久しぶりにやる気が出て、普段やらないようなことをどんどんやってしまいました」

「気持ちが安らかで安定しました。それが余韻のようにしばらく続きました」

などが寄せられるのですが、これらは快楽ホルモンの分泌によるものです。

よい感情が免疫力や生命力を高めることは、多くの実験で実証されています。薬に頼らず、脊髄への振動を長時間継続させることで、自らのホルモン分泌を促す療法は、世界でもほかに類がありません。

骨をゆるめる

共鳴による骨への振動は「骨をゆるめる」というはたらきがあります。

実際には、骨が伸び縮みするわけではなくて、骨と骨のあいだにある関節をつなぐじん帯や筋肉をゆるめて骨の可動性を上げ、骨の周囲や内側の血流を上げるわけですが、「骨のゆるみ」というほうが実感が湧くでしょう。

赤ちゃんは、出産の際、母親の骨盤のあいだを通って産まれてきます。その準備として、母親は妊娠中に、仙骨、その周囲の骨盤、脊髄、頭がい骨の順番で全身の骨をゆるめます。

現代では不妊症が問題になっていますが、出産というのは、母体側が全身の骨をゆるめられる身体でないと成し遂げられないために、頭がい骨が固まっていると、身体は「出産できない」ととらえるので妊娠ができません。

ですから、不妊症には、頭がい骨をゆるめることが重要になります。

音響免疫療法が中国上海市で認知症治療に使用されているとご紹介しましたが、認知症も、頭がい骨が固まっていることに関連があると見ています。

頭がい骨が固まってしまうと、血流をはじめ、脳の活動に必要な血液や髄液が、うまく流動しなくなってしまうからです。

音響チェアは、響き（振動）を直接骨に響かせますが、これは骨を細かい振動で揺さぶって、マッサージするようなものです。

ですから骨から身体がゆるむのです。

頭や目を使い過ぎて、肩こり、首こりなど、骨の周辺が凝り固まっている現代人にとって、骨のゆるみを意識することは本当に大切なことであり、また同時に、現代医学の盲点ともいえるでしょう。

胎児の記憶を思い出す女性

音響チェアを試乗していただくと、胎内、胎児の記憶を思い出して、涙ながらに様々な思い出を語られる方がいます。音響チェアの上で涙が止まらなくなり、そのまま深い眠りに落ちて見た夢の体験を語ってくださいます。

脊髄への長時間の振動（響き）体験は、胎児期以来ほとんど受けたことのない刺激ですから、初めて胎児の記憶を思い出したという方が案外と多くいらっしゃいます。

また妊娠・出産経験のある方が、妊娠中の優しく素晴らしい独特な感情を思い出して涙されることもあります。

このような記憶を語られるのは、女性です。

私を含めた男性はこのような思い出し方はしません。

胎児を育てる身体構造を持つ女性だからこそ持つ感性なのでしょう。

そのような記憶や優しい思い出をうかがうことで、女性のやさしさ、素晴らしさをあらためて感じます。


第5章で田中良基先生がおっしゃるように、胎児の母体である女性は、そもそも生命力が高いですし、感性も豊かです。

胎児や羊水の構造を応用し、薬を使わずに人体の持つ免疫力そのものを高める音響免疫療法への理解は、女性のほうが高いと感じています。

未知のウイルスの蔓延という非常時、不安をあおるような情報が多く出回っています。女性の皆さんには、生命の持つしくみと免疫力について本質的な情報を知り、大いに安心して生活を営んでいただきたいと思っています。

生命を構成する音の黄金比

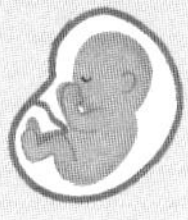

身体が求める生命のリズムと数の理

音響チェアの音源は、音楽です。

このイスに座って音楽を楽しんでいただくだけで、胎児と同じように体内に響きが生まれ、全身の体温が上がります。

音楽自体はお好きな音楽を使っていただいていいのですが、音響免疫療法学会で音響チェアを体験していただく際には、私どもが特別に制作した音楽を流しています。

それは、海や生命に見られる数とリズムを組み込んだ音楽です。


第1章で、波のリズムは1分間に18回、人間の呼吸も1分間に18回。

波のリズムと人のリズムは同じとお伝えしました。

これには続きがあります。

18を2倍すると36。これは人間の平熱。

36を2倍すると72。これは人間の心拍数。

72を2倍すると１４４。これは人間の血圧。

１４４を2倍すると２８８。これは胎児が胎内にいる日数とほぼ一致します。

倍数の中に、生命活動にはたらく数の理が見て取れます。

自然音は倍音を内包しますが、生命のリズムには倍の理があるようです。


音楽にはリズムが大切です。

特に胎内のしくみを模して、人間の内側で響きを共鳴させる「音響チェア　羊水の響き」に乗るときには、ことさらそれを実感します。

生命のリズムに合っている音は、ここちよく聞くことができます。

そのリズムはリラックスを生み、音響チェアに座っていると、その響きに包み込まれるように眠ってしまいます。

しかし、生命のリズムに合っていない音は、身体が嫌がります。

流行りの音楽は、耳で聞くときには何とも思わないのですが、音響チェアで身体全体で聞くと、速くて聞けないといった状況が出てくるのです。


呼吸や鼓動のリズム、それをもとにした倍音の周期。これを無視すると、いのちの道理が狂います。

最近の医学では、血圧の正常値を１４０㎜Hg未満（診察血圧）に引き下げてしまいました。これでは道理から外れてしまいます。

正常な血圧を「高血圧」と称して、血圧を下げるための薬を飲んでしまうと身体はどうなるか。ご想像がつくのではないでしょうか。

身体の内側から体液を通って全身に響く音には、周波数のみならず、リズム、ボリューム、時間などさまざまな要素が、「生命のリズムに合っている」ということが重要になると、私どもの研究でわかっています。

これらを掛け合わせたところに、生命を構成する音の黄金比があると私たちは考えています。

生命は音とともにある

人間は、無音室で暮らすと、病気になり、死に至ります。

それは、自然音が聞こえなくなるためです。

自然音には細胞を生み出す作用があるため、その音がなくなると死に至るのです。

胎児のみならず、人間の体内にある細胞は、自然音が含む倍音とリズムに共鳴し、体内で波紋になった響きに揺さぶられることで、死滅した細胞のサイクルを促し補強しています。脊髄から体内に共鳴した音は、正常細胞を誕生させるのです。

音響免疫療法学会には、3つの病院で「切断よりほかに治療はない」と診断された方がおみえになったことがありました。

糖尿病による足指の壊死をお持ちの方でした。

しかし音響チェアの使用をはじめて4か月で、足指の細胞がよみがえり、元どおりのキレイな足指になりました。

この様子は、臨床データとして写真保存してあります。

響きが、正常細胞を生み出していく様子が大変よくわかります。

細胞は響きを受け取るだけでなく、増殖分裂する過程で、自らも音楽を奏でながら成長します。発酵する麴のようにプスプスと音をたてるのです。

一方、がん細胞は、響きで発熱し死滅してしまうため、響きを嫌います。

生命は、常に、体内の水の伝える美しい音楽とともにあるのです。

ネコのゴロゴロのヒミツ

ネコは、響きで自己治療します。

獣医学者の間では、ネコは、ほかの動物より骨折や病気から早く回復することが知られています。

回復のヒミツは、のどを鳴らす「ゴロゴロ」にあります。

1999年、ニューヨーク州立大学生物医学工学部のクリントン・ルービン博士は、ネコのゴロゴロのうち、20～50Hzの響きは、骨芽細胞を活性化し、骨密度を高めて骨折を早く治していることを発見しました。

またお産のときには、150Hzでゴロゴロし、響きで血液を温め、血管を広げ、血流をよくし、痛みを取り除くといいます。

さらに死の際には、のどを鳴らして呼吸困難をやわらげ、痛みを緩和して苦しまずに死を迎えるのです。

ネコは生き残るために、進化の過程でのどをゴロゴロと鳴らし、のどから身を震わせる方法を身に付けました。これこそ響きで病を治すメカニズムです。

自分で響きを生み、自己免疫力を高め、終末期医療までやってのける。

音響チェアは「響き」だけで免疫力を高める最先端医学ですが、ネコはさらにその上を行く、世界で最も進んだ医療を体現しています。

身体と水

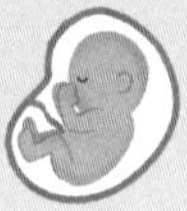

水は体温を調整する

地球の表面積のうち７割を占めるのが水といわれます。
私たちの体の中でも、最も多いのは水分です。
体内の水分は、大きくわけると、２つの重要なはたらきをしています。
ひとつは、栄養分や老廃物を血液中に溶かし、運ぶはたらきです。
老廃物は血液に溶けた状態で腎臓に運搬され、ろ過され、尿として排出することで血液成分濃度を一定にしています。

2つめは、体温調節です。

体内で起こる様々な化学反応は、ナトリウムイオンやタンパク質など、様々な物質が水に溶けた状態で進行することで細胞活動を維持し、体温を調節します。

人の体温が常に37℃程度に保たれるのは、水の「温まりにくく冷めにくい」という性質に関係します。そして、運動などで体温が上昇すると汗をかき、体表面で蒸発するときに熱を奪うことで体温を維持します。

このように、体温調節とデトックスに重要な役割を果たす水分ですが、体内の水分率は、年齢とともにダウンします。

胎児では、体重の約80〜90%が水で満たされています。

新生児で約75%、子供で約70%。

成人では約60〜65%。老人では50〜55%になります。

中でも免疫力の落ちている高齢者は水分率が低くなります。そして低体温です。発熱することと自体、なかなかできません。

冒頭にお伝えした「年齢と体温の関係」「年齢と免疫力の関係」と同じく、年齢が高くなるほど、体内の水分率も下がる傾向にあるのです。

音響チェアは、細胞を直接「響き」で揺さぶります。

なかなか体温を上げられない身体でも、響きと磁力（後述）で、体温を上げることができるようになります。

水分率が低く老廃物を排出する力が下がっている場合でも、響きの振動で老廃物が流れやすくなり、デトックスが進みます。

つまり「響き」そのものが、水分率50％の身体に、水分率80％の胎児の状態を再現してくれるのです。

コロナが重症化するほど免疫力が低下した身体に、発熱という免疫力をもたらすことのできる音響免疫療法は、コロナやがんに打ち勝つための最善最強の方法といえるでしょう。

なお健康な身体を保つために、いかにデトックスが重要かについては、5章の田中良基先生のパートで詳しく述べられていますので、ぜひ参考になさってください。

羊水は「響き」で浄化されている

胎児は、母親の子宮の中で、羊水という水に守られて成長を続けます。

胎児は水中にいるので肺で呼吸していません。常に羊水を飲み、羊水からミネラル成分を吸収していると考えられています。

しかし、胎児は、自ら口にする羊水の中に放尿もするのです。

尿というのは、腎臓で取り除かれた老廃物や毒素が排出されたものですが、胎児は自分の尿に影響を受けることなく、すこやかに成長を続けます。

長年環境問題に取り組み、海水の浄化システムを作った私は、この現象に興味を持ちました。

「羊水内では、何らかの形で、尿が浄化されているということではないか」そう思ったのです。

そこで調べてみると、羊水内に起こっている「響き」で、尿を分解し、無害化していることがわかったのです。お母さんレンジとして横波が飛び交う羊水内には、分子構造を分解するエネルギーがあるのです。

糖尿病は尿に糖が混じるわけですが、響きで尿が分解できるのであれば、糖尿病の尿、そしてそのもとになる腎臓にも、音響チェアから発生する響きでアプローチすることができるということになります。

初乳でわかる感染経路と臓器の大切さ

赤ちゃんが産まれ出て初めて口にする初乳は、母親が与える抗生物質です。

パンダは初乳を飲まないと3時間で死亡してしまうそうですが、それほど初乳の力は大きいのです。

初乳の経路にあたる肺・胃・腸は、そのまま細菌やウイルスの入り口にあたります。初乳を飲むことで、肺・胃・腸に免疫が行き渡り、赤ちゃんは羊水外での生命維持を開始できるのです。


新型コロナに感染すると、匂いと味を感じなくなるといわれます。

日本では、匂いは鼻、味は舌で感じると思われていますが、中華医学では、「匂いは肺、味は腸で感じて脳に伝わる」といわれます。

コロナ感染者の様子から見ても、肺・胃・腸が主要ポイントであることがわかります。

ウイルス感染という側面から考えると、肺・胃・腸は、まず守らなくてはいけない場所なのです。

中国では肺・胃・腸を大切に考え、普段から氷が入ったような冷たい水は飲みません。菌などの外敵から胃腸を守り、免疫力を保つ知恵が根付いているのです。

しかし日本では、飲食店に入れば必ず氷入りの水が出てくるほど、冷たい水は一般的です。これでは感染経路である胃腸が冷やされ、コロナの感染率も上がってしまいます。初乳と中華医学の知恵を借りると、コロナ感染を防ぐためには、内臓（肺・胃・腸）を温めることも効果的であるといえるでしょう。

音響チェアには免疫力を上げるしくみがたくさんありますが、響きは臓器の運動もサポートします。つまり臓器を温めることができるのです。

第3章

地球・鉄・血液・磁力に学ぶ
音響免疫療法

生命のカギ「鉄」を追う

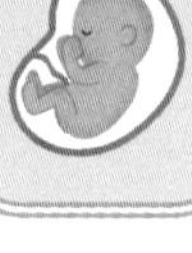

環境問題への取り組みからわかってきた鉄の重要性

私は常に最先端分野の開発を続けていくことを矜持として日々開発を続けていますので、過去の経歴に拠ることはあまり好まないのですが、私の研究や開発が、一貫して自然との共存、自然の応用を目指したところから生まれたという部分をお伝えすることで、音響免疫療法の全体像が見えてくると思いますので、少しご紹介します。

私は大学時代に物理学を専攻し、磁気の研究に没頭しました。その後アメリカに渡り、次のような開発に携わってきました。

イカ墨のしくみを応用した塗料、および、液晶画面開発
イカ墨のしくみを応用した電波吸収材（後に米国でステルス戦闘機に応用）
人間の皮膚が呼吸する構造を応用した人工皮膚と透水性フィルム
太陽光ソーラー発電システム
植物の根のしくみを応用した網構造体による水質浄化システム・水耕栽培システム
昆布（藻場）蘇生イオンブロック
三次元構造体光ファイバーシステム
中空ストローファイバー網構造体（人工血管）
廃木材・廃プラスチックからつくる複合木材
高性能光触媒和紙フィルター

日本に帰国してからは、環境省、国土交通省、農林水産省、経済産業省所管法人NEDOからの助成金を受け共同開発してきた経緯から、大規模な環境問題にかかわる開発

が多いのですが、いずれも自然環境の中にある生命のしくみを応用した研究です。

この研究過程で浮上してきたのは、「鉄」の重要性でした。


ＮＡＳＡの宇宙飛行士は「宇宙は熱い鉄の匂いがする」と語ったといわれますが、それほど宇宙は鉄と磁場に満たされています。そして地球そのものの構造や、地球上に住む生物の進化にも、鉄が大きくかかわっています。


鉄に注目すると、生命のしくみがよく理解できます。

地球の核に鉄があることで地球磁場ができ、有害な放射線から生命が守られています。人間の血液は鉄（鉄イオン）でできているために、呼吸からエネルギーを得ています。同時に生体磁力を帯びることができ、生命力の循環を起こしています。

そして人間のみならず、地球上には、いまだに鉄なしで生存できる生命体は報告されていないのです。

生物は「鉄呼吸」からはじまった

地球は、約46億年前に、太陽系の中の小さな惑星の衝突・合体の繰り返しにより誕生したと考えられています。

誕生したばかりの地球の大気には酸素はほとんど存在しませんでした。

地球の大気に酸素が混じりはじめたのは約20億年前。

それまでの長いあいだ、太古の海は酸化鉄による鉄の海であり、その鉄の海ではじめての生命が誕生したため、原始生物は、酸素呼吸ではなく、鉄呼吸をしていました。

つまり鉄をエネルギー源としていたのです。

その名残りは、すべての生命の中にあります。

植物にとって、鉄は葉緑素をつくるために使われます。フルボ酸鉄という形で鉄を利用します。

海中の植物プランクトンや海藻が育つのにも、鉄が欠かせません。

しかし現在の海水には、基本的に鉄分は含まれていません。

ではどうやって鉄分が海にやってくるかというと、主に黄砂や、海の上流にあたる森林の土を経由して栄養が含まれた川の水が運んできます。自然の循環によって運ばれるのです。これは1970年代に海洋化学者ジョン・マーチンが「鉄理論」仮説として発表し、1990年代に実証された研究によってわかったことです。


音響チェアに使われている中空ストローファイバー網構造体は、もともとは海中の生態系を回復させるために開発したものでした。

海の生態系の回復は、海の動物たちのエサとなる植物プランクトンや海藻を育てることからはじめます。

そのため中空ストローファイバー網構造体の内部に鋳鉄《ちゅうてつ》を組み込んで海にしずめ、鉄を酸化鉄として海中に溶出させせました（次ページ図20）。

溶け出した鉄の周囲は、海藻の発育場となります。

海藻が育つ環境が整うと、次にはバクテリアが繁殖して、魚のえさ場となります。

そして魚が、藻に卵を産み付け、魚介類が育ちます。

すると、それをエサにするほ乳類がやってきます。

この装置を使って藻場が再生された沖縄の海では、ジュゴンが戻って来ました。

人間の身体の中にある鉄は、血液の中にあります。

体内の鉄は、その約7割が血液中の赤血球を作っているヘモグロビン（鉄イオンを含んだタンパク質）の成分となり、残りの約25％は肝臓などに

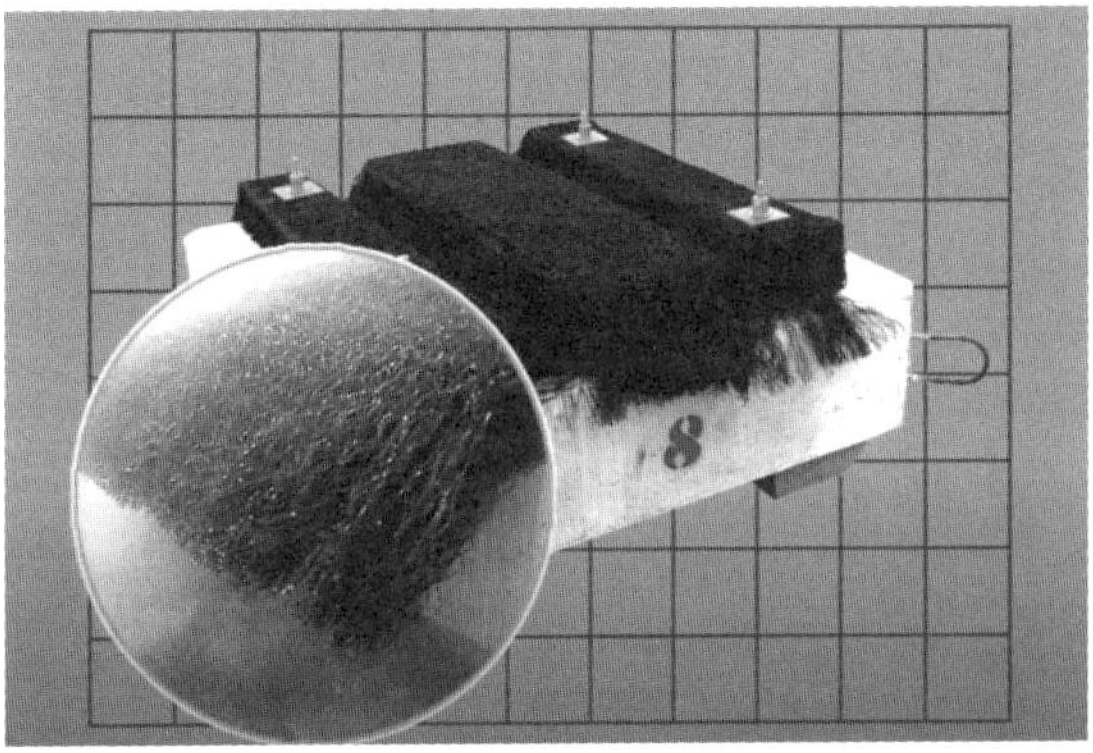

図20　鋳鉄を組み込んだ中空ストローファイバー網構造体

貯蔵されています。

血をなめると鉄の味がしますし、貧血が鉄分不足といわれることからも、血が鉄であるということはおわかりいただけるでしょう。

65kgの男性をモデルとすると、そのうち血液は5kg、血液に含まれる鉄イオンは約2700mg、体内にある鉄分は約4000mgです。

血液中のヘモグロビンは、呼吸でとりこんだ酸素と結びつき、酸素を体のすみずみまで運びます。運ばれた酸素は、身体を動かすためのエネルギーを生みます。

私たちの身体は、酸素呼吸によってエネルギーを産生しています。呼吸が止まると人間は死んでしまいますが、それは酸素が細胞に届かなくなるからです。

鉄は酸素を運ぶのに最も適した原子で、電子のやりとりを無限にできる構造を持っています。このような都合のよい元素はほかにほぼ存在しません。

鉄は酸素を運ぶほかに、DNA合成、窒素固定など、生命体にとって、いくつもの機能に不可欠な役割を果たします。

そして人体の中の鉄のはたらきを追っていくと、酸素を運ぶ以外に、免疫力にかかわる重要なはたらきをになっていることがわかります。

鉄は、生体磁気にかかわるのです。

地球と人間の磁気フィールドは相似形

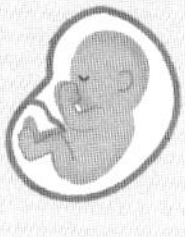

地球も人間も磁気フィールドを持っている

地球と人体は、大変よく似た構造を持っています。
それは地球と人体の磁気圏（磁気フィールド、磁場）によくあらわれています。

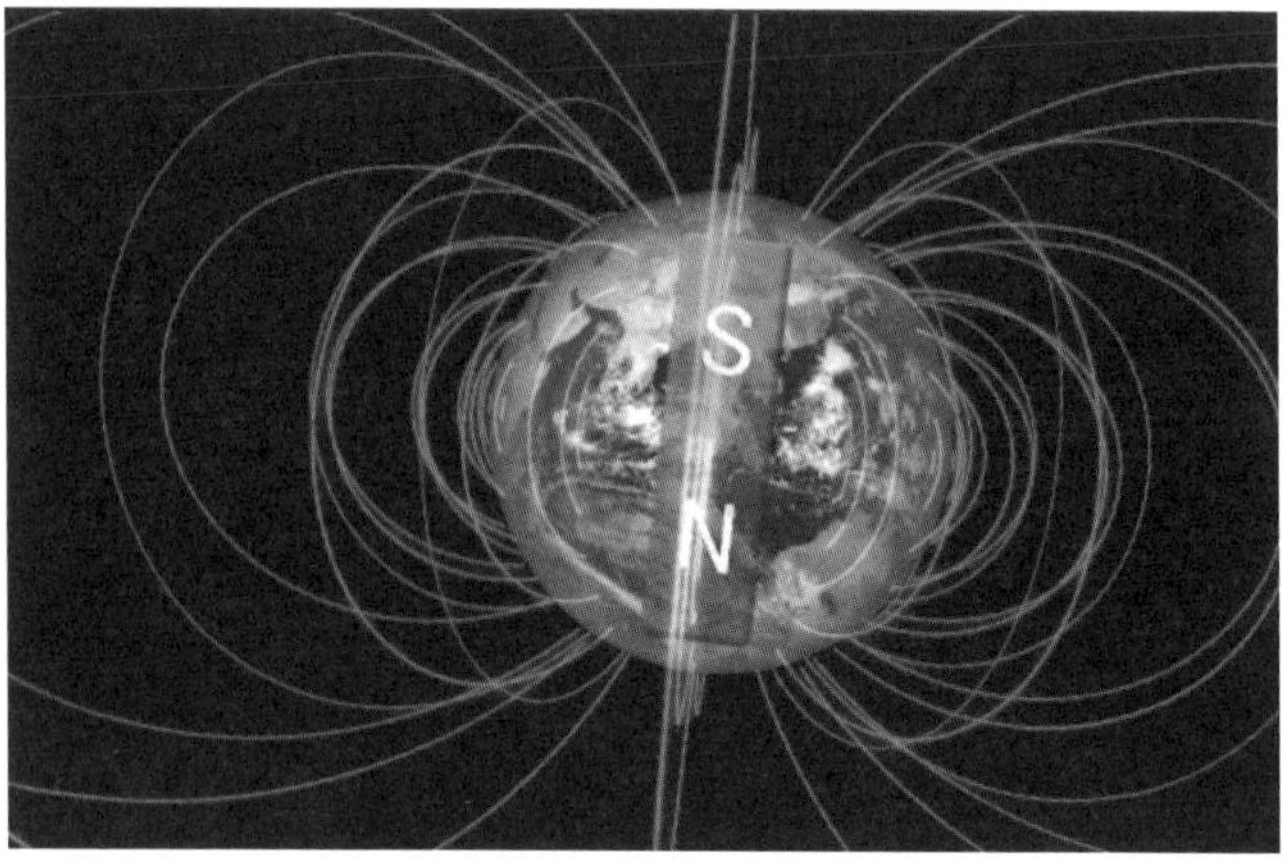
S
N

図21　地球の磁気フィールド（細い線が磁力線を示す）
出典：国立研究開発法人情報通信研究機構宇宙天気予報センター

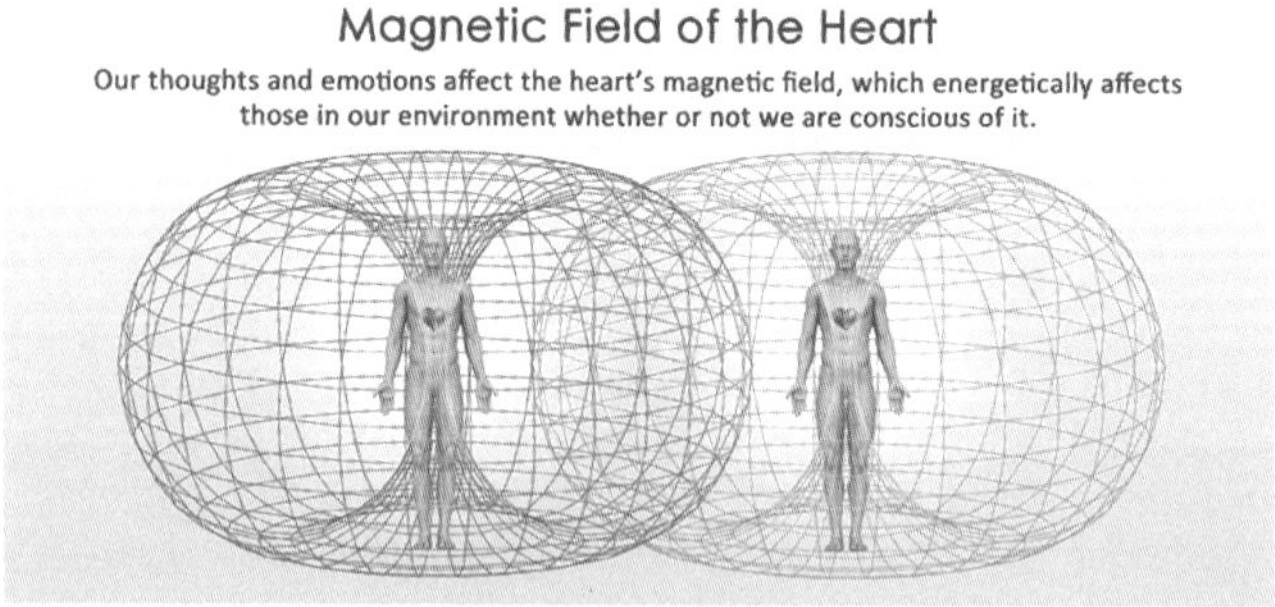
Magnetic Field of the Heart
Our thoughts and emotions affect the heart's magnetic field, which energetically affects those in our environment whether or not we are conscious of it.

図22　人間の心臓から出る磁気フィールド
出典：ハートマス研究所

惑星や衛星などの天体は、固有の磁気フィールドを持っています。

地球も地球固有の磁気フィールドを持っています。

それはまるで地球の中に1本の棒磁石があり、周囲に磁力線をはりめぐらせたような形をしています（図21）。

人間も同様に、地球とよく似た形の磁気フィールドを持っています（図22）。

地球の磁気

地球の磁気フィールドは、地下2900メートルより深いところに存在する外核と呼ばれる層で、溶けた鉄とニッケルでできた「流体金属」が対流することでできていると考えられています。

液体金属が動くことで発電機のように電気が生じ、その電気が磁場をつくっているというモデルです。

地球の磁気フィールドは、地球のバリアとして機能しています（図23）。

地球の磁場は、水星、金星、火星と比べると桁違いに強く、水星と比較すると100倍の強さがあるそうですが、この強力な磁場で太陽や宇宙からの有害なイオン粒子や放射線をはねかえし地球や生命を守っています。

そして、この強い磁場を保ち続けるために、自転などの動きによって流体金属がつねに活発に流れているそうです。

人体の磁気

人体は、神経伝達を電気信号で動かしてい

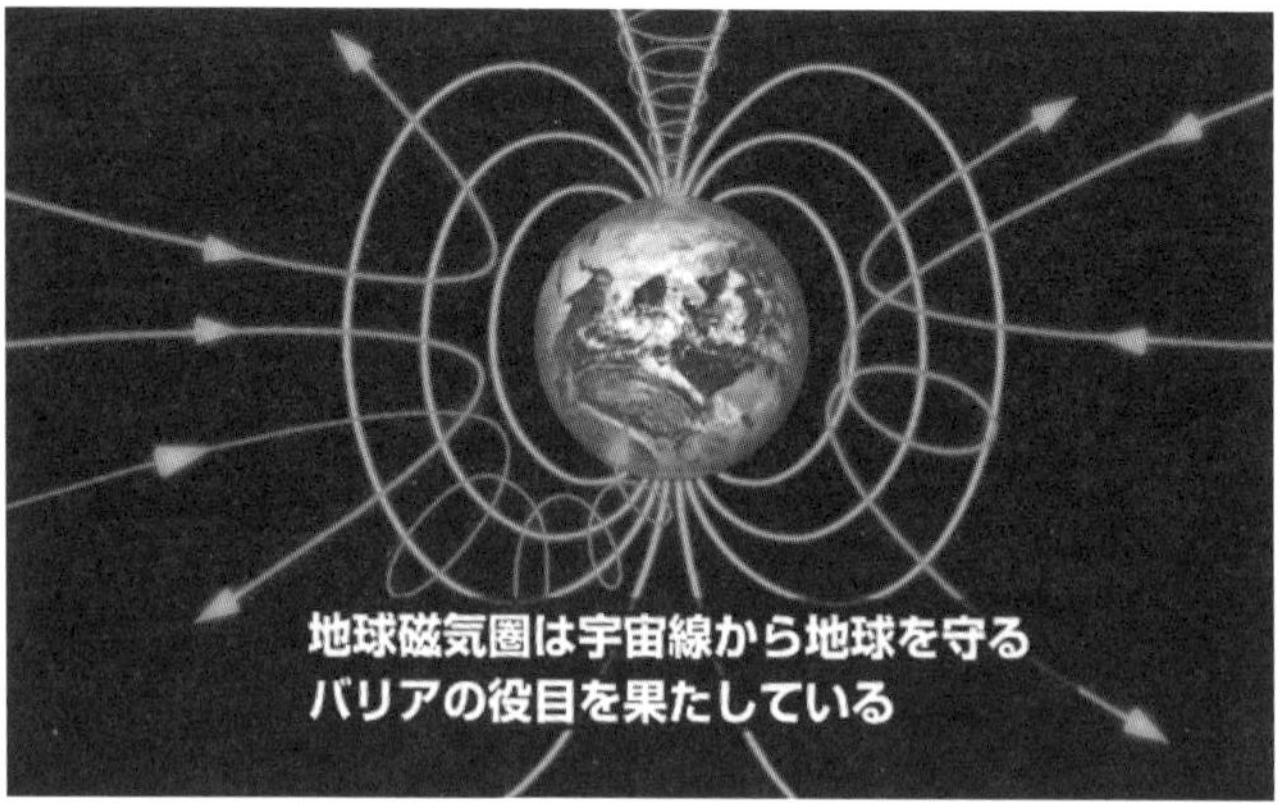
地球磁気圏は宇宙線から地球を守る
バリアの役目を果たしている

図23　地球磁気圏の様子
出典：国立研究開発法人情報通信研究機構宇宙天気予報センター

ます。神経は全身のすみずみまで張りめぐらされていますから、電気は全身を流れているることになります。

電気が流れるところには磁気が生まれるため、人体は磁気も帯びることになります。

血液（鉄）もまた、全身すみずみまで流れています。

鉄は、磁力を帯びる性質を持っています。この性質を持つ物質を磁性体といいます。

血液は鉄を含んでいるので、そこに磁力があれば磁石化する磁性体です。

磁力は運動量が多いほど強化されますから、血液（鉄）が勢いよく流れるほどに磁力を帯びていきます。

こうして人体は、心臓を中心とした磁気フィールド（前掲図22）を形成します。

感情・心臓・脳の相互作用のリサーチを行っている米ハートマス研究所によると、

「人間のまわりには心臓を軸としてドーナツ状の直径2・5～3mほどの磁気フィールドが形成されている。その磁場の強さは脳の磁気フィールドの100倍も強く、臓器の中でも最強かつ最大である」ということが明らかにされています。

このように、地球も、人体も、「液体状の鉄の流れ」が磁場を作っています。

そして、この「血液が鉄で、磁力を帯びる」という点が、血流と体温に関連し、音響チェアで体温を上げるためのキーポイントになります。

免疫の大もと・体温と血流

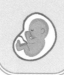

身体の熱は「摩擦熱」

体温は、血管の中を通る赤血球が、血管壁と摩擦を起こして生み出される「摩擦熱」がもとになっています。

人の身体には、ご存知のように、血管がはりめぐらされています。

体内をめぐる血管の長さは、毛細血管まで含めると10万キロメートルともいわれています。これは地球を2周半するほどの長さです。

その血管の約95%は毛細血管で、直径は5～10ミクロン。対して血管の中を通る赤血球は7～8ミクロン。

つまり赤血球と毛細血管はほぼ同じ大きさで(図24)、場所によっては、毛細血管の太さより赤血球が大きい場合があるということになります。

しかし赤血球には核がなく、みずからを折りまげて、狭い血管をまるでこじ開けるようにして通り抜けようとする性質から、通ることができるのです。

このときに、摩擦が起こって熱が生まれます。

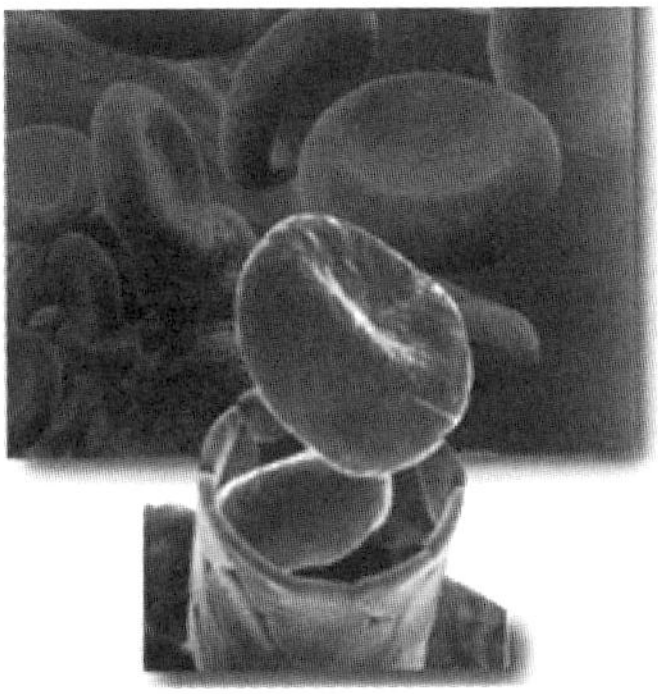

図24　毛細血管と赤血球はほぼ同じ大きさ

血流が体温を高める

さらに体温の高い低いには、血流がかかわってきます。

心臓から出た血液が体内をかけめぐって再び帰ってくる時間は約30秒。相当の速さです。さらに大動脈では毎秒1メートルのスピードが出ています。

この速度をもって、全身のすみずみ、毛細血管に至るまで、滞りなく血がめぐれば、健康を保つのに十分な摩擦熱が生み出されるわけです。つまり体温が高まるのです。このために、毛細血管に至るまで血流を改善することが大切になります。

血流が生体磁力・生体電力を高める

血流はまた、生体の磁力・電力を高めます。

前述の通り、血流がよくなると磁石がたくさん流れることになり、結果、生体磁力・

生体電流が強まります。

胎児は、脊髄から絶え間なく響いてくる母親の鼓動や脈動といった響きで、心臓の鼓動を助けてもらい、血流を速めて38℃という体温を生み出しています。

音響チェアでは、座った人の脊髄、内臓、細胞など、体の深部からすべてを振動させることで、肺呼吸と、心臓の鼓動の、どちらをもサポートします。

全身の毛細血管を振動により活性化させ、毛細血管の血流を取り戻します。

そして血流のアップと同時に生体磁性もアップさせます。

音響チェアを体験後、人体の持つ磁力は写真（図25）ほどに強まります。※個人差があります。

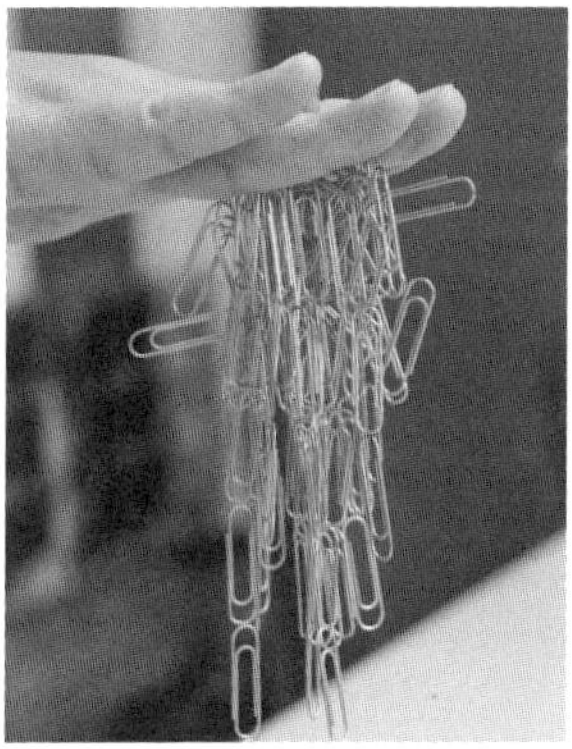

図25　音響チェアでアップした生体磁力

地球の磁場より強い磁場・ゼロ磁場を生み出す

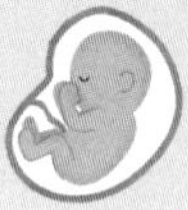

音響チェアはゼロ磁場発生装置

音響チェアは、響きで細胞、臓器、毛細血管、血液にアプローチすることで生体磁力を上げますが、それだけではありません。

音響チェアそのものが強い磁気フィールドを形成し、座る人の磁力をサポートするのです。

方角を調べるために使う方位磁針。

通常、方位磁針の赤く塗られた北のしるしは、どの場所でも常に北を指します。

しかし音響チェアが5台並んでいる音響免疫療法学会の事務所内では、北の位置が定まりません。写真（図26）のように、北の方向が、十字になります。

そして、上下高さの位置によっても北の方向が変わります（図27）。

どうやら空気中にぐるぐると渦を描くようにして、強力な磁気が発生しているようなのです。

私はこれを磁気の「十字架現象」と呼んでいます。

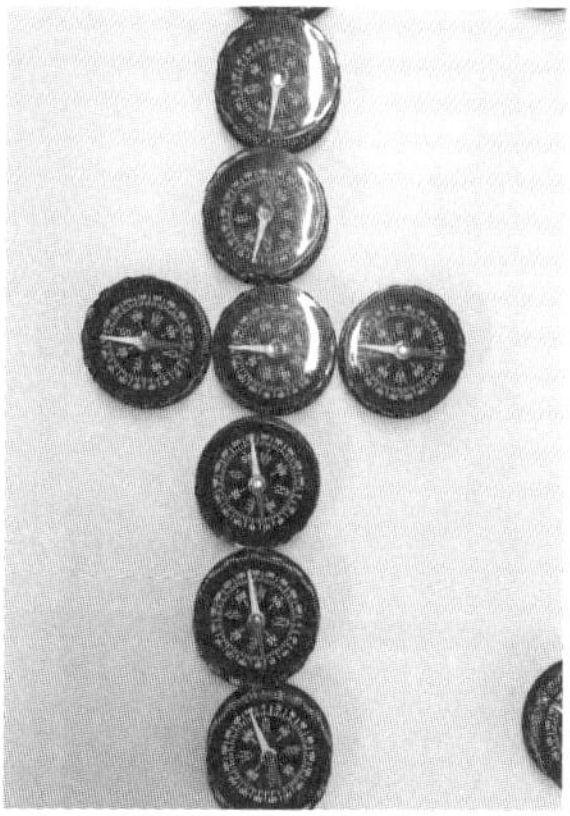

図26　音響チェア周辺では北の向きが十字に現れる

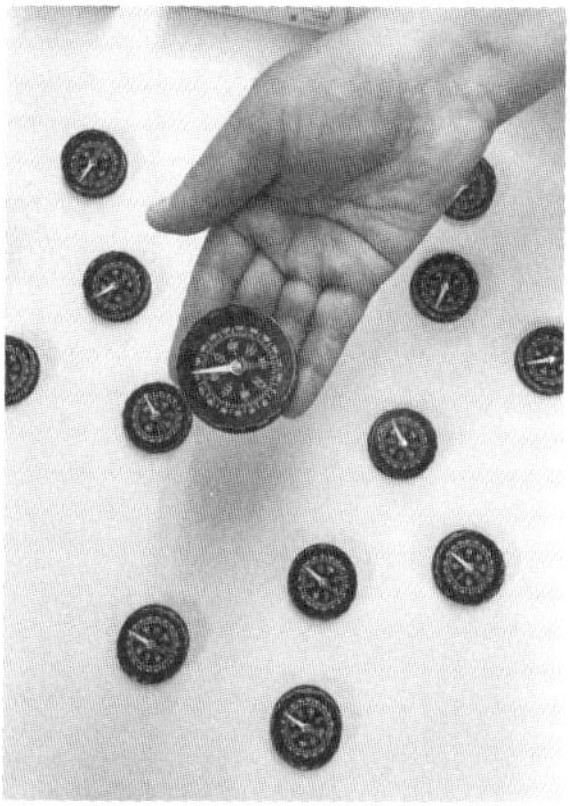

図27　高さ（位置）によっても北の向きが変わることから、磁場が渦を巻いて発生していると考えられる

十字架現象は、磁気がお互いを打ち消し合う磁場に生まれます。

音響チェアには、イスの内部に強力な磁石が入っているわけではありません。イス内部に地球が地磁気を発生させるのと似たしくみを再現することで、このような磁場を発生させているのです。

ゼロ磁場とは磁気が強い場所のこと

ゼロ磁場という言葉を聞いたことがあるでしょうか。

日本で有名なのは、長野県伊那市と下伊那郡大鹿村の境目にある分杭峠《ぶんくいとうげ》です。この場にいるだけで様々な病気が癒されるという口コミで、たくさんの人が訪れています。

病気が改善する癒しの場所、それがゼロ磁場です。

いるだけで癒えるのはなぜか？

それは、ゼロ磁場に強力な磁力が発生しているためです。

その名前から勘違いしてしまいますが、ゼロ磁場というのは、磁力がゼロの場所という意味ではありません。

地球上にはたらく磁力を超える強い磁力が発生しているという意味なのです。

これが地球の磁力をあたかも打ち消しているかのように見えるので、磁場が相殺という意味でゼロ磁場と呼ばれているようですが、その磁力はゼロではなく強力なのです。

ゼロ磁場は、断層地帯に多く見られます。

断層地帯とは、地層や地盤に力が加わって、鉄を含む地層同士がぶつかり合って摩擦を起こしている場所です。

金属の摩擦（対流）が、地球の磁気を生成しているのは前述の通りですから、ゼロ磁場（断層地帯）で磁力が強くなる理由はおわかりいただけるでしょう。

血流アップが生体磁気・生体電気を強めるのは前述の通りですが、逆もまた真なり。

強い磁力は、人体の血流、磁力・電力を高めることができます。

ゼロ磁場では、地磁気より強い磁気が発生し、その磁力に全身ひたることで、全身の血流に磁力が作用し、「癒し」が発動するのです。これがゼロ磁場の癒しのしくみです。

最新医学に使われている磁力

人体に流れている磁気にアプローチすることで、身体が活性化し、改善する実証データは、いまや世の中にたくさんあります。

ゼロ磁場のみならず、すでに医療においても、磁力を使った取り組みははじまっています。『ＮＨＫスペシャル　ここまで来た！　うつ病治療』（宝島社　２０１２年刊）では、アメリカで行われている最新のうつ病治療法として、薬を使わないＴＭＳ（経頭蓋磁気刺激）による治療法を紹介しています。

これは、薬は使わずに、脳に磁気刺激を加えて血流を改善し、脳細胞を活性化させて、うつ病を治療するものです。音響チェアと同じ原理です。

音響チェアでは、脳だけでなく、全身に磁気刺激を与えることで、全身細胞を活性化します。

日本では音響チェアを個人クリニックに導入し、精神疾患、うつ病の患者さんに使用している医師がいらっしゃいます。

磁気は「気エネルギー」そのもの

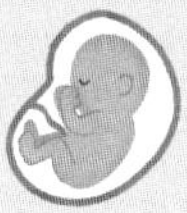

最先端の医学を志す決意

世界中にあるゼロ磁場を調べると、興味深いことがわかってきます。
いずれも宗教の発生地、奇蹟が起こった場所、聖地として有名な場所が多いのです。

私は、磁力というものが、超能力や超常現象、魂をなす「気エネルギー」そのものであると考えています。

私は科学・工学分野の発明を仕事にしていますから、科学で証明できない超常現象について言及すると、厳しい目で見られる現状があります。

しかし「響き」と「磁気」を扱い、最先端の医学を志すことは、この領域に触れていくことでもあります。

私自身、ゼロ磁場という強い磁気エネルギーがある土地で生まれ育ち、驚異的な体験もしてきました。またゼロ磁場は、調べるほどに、社会的にタブーとされる超常現象や、宗教、歴史について解明されていくことが多く、発見も多いために、タブー領域への言及は避けられません。

私は音響免疫療法学会の立ち上げとともに、2000年以降、国や団体からの受賞をすべて辞退してこの研究に取り組んでいます。

二大宗教の開祖はゼロ磁場生まれ

世界の二大宗教の開祖は、ゼロ磁場の生まれでした。

キリスト教の開祖、イエス・キリストは、約2000年前、聖地エルサレムの10㎞ほど南方にあるベツレヘムの洞窟で生まれたといわれています。

エルサレムは、グレートリフトバレーと呼ばれる大地《だいち》溝帯《こうたい》という地磁気の強い断層地帯にあります（図28）。ここはゼロ磁場です。

また仏教の開祖である釈迦は、約2600年前、現在のインドとチベットに挟まれて位置するネパール・ルンビニーに生まれたといわれます。ここもまた断層地帯であり、聖地と称されるゼロ磁場です。

ゼロ磁場の地に生まれるということは、強い地磁気を受けて生まれ育つということ。そして生まれながらに磁気を体得し、扱うことができるということでもあるのです。

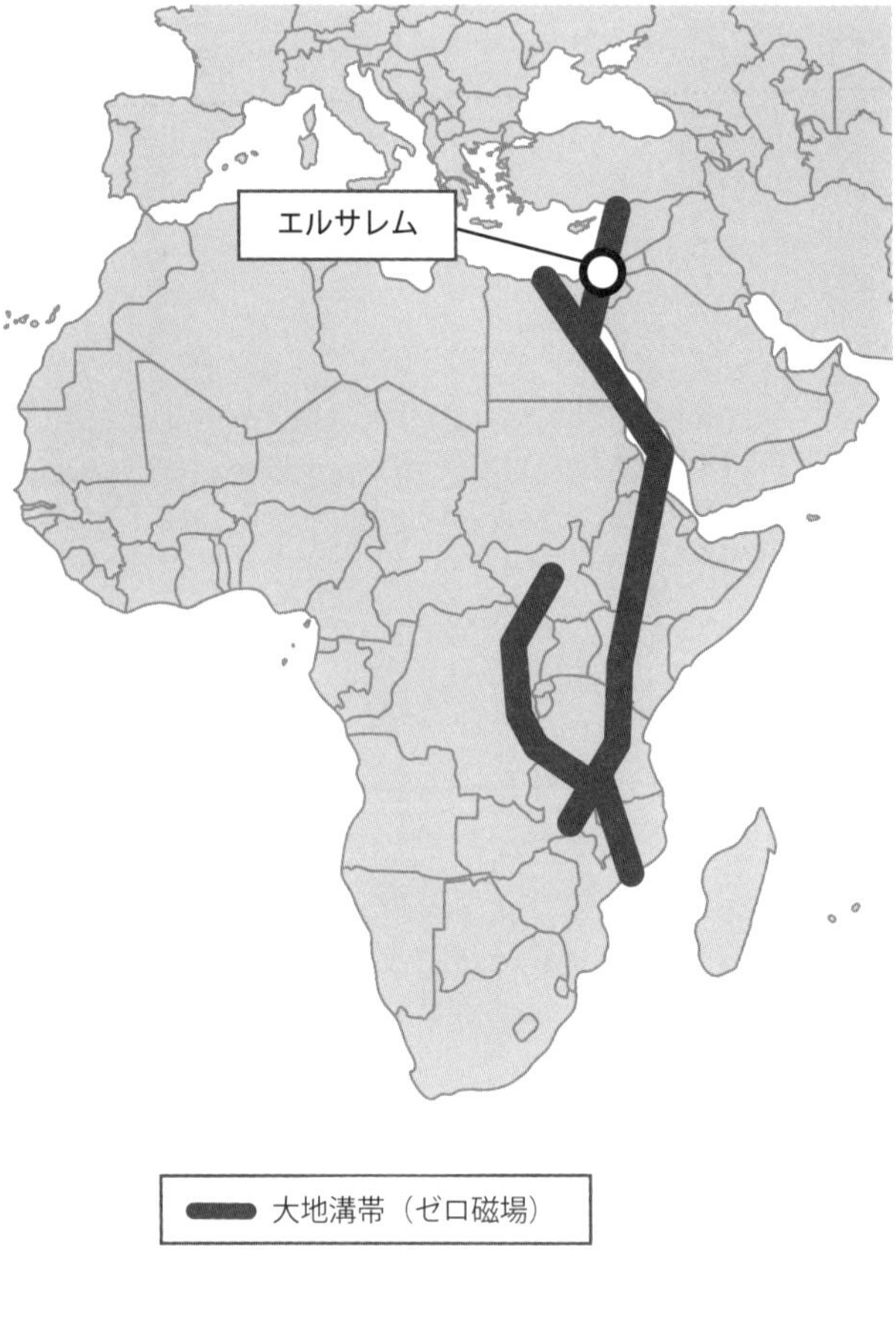

図28　大地溝帯（ゼロ磁場）にあるエルサレム

イエス・キリストは宗教家ではなく治癒家だった…十字架の意味

イエス・キリストは、33歳で処刑されたという短い生涯の中で、空白の17年間と呼ばれるナゾの期間が存在します。13～29歳までのあいだ、どこで何をしていたのか公の記録がないのです。

しかし、インド北部ラダック地方レーにある仏教僧院で発見された書物『聖イッサ伝』には、イエスとおぼしき人物が描かれていることがわかっています。

仏教僧イッサＩＳＳＡ＝イエスです。

『聖イッサ伝』によると、イッサイエスは、歴代ダライ・ラマをしのぐレベルの高僧だったといいます。インド、チベット、アフガニスタンなどを旅しながら、道中では人の治癒＝奇蹟を行っていたイッサイエスは、霊性を備えた神の子と呼ばれていました。しかしそれが災いしてか、ヒンドゥー教やバラモン教から迫害を受け、ヒマラヤ山脈の奥深くに隠れました。

イエスは、各地で人を癒すという奇蹟を行いました。それは手当てによる磁気療法だったと私は考えています。磁気を扱うと、奇蹟と呼ばれるような現象、たとえば人（生命）が瞬時に癒えるということを起こすことが可能だからです。

イッサイエスがたどった旅の過程は、いずれも断層地帯であり、磁気の強いゼロ磁場です。また隠遁場所のヒマラヤ山脈の奥深くでは、さらなる療法（磁気エネルギーを使ったもの）を学んだと記されています。

イエスは、宗教家になろうとしたわけではなく、もともと磁気を使った治療者だったのではないか。私はそう思います。仏教とキリスト教には驚くほど似た共通点があるのですが、それが「手当て」「手かざし」による治療的行為です。

イエスは、ゼロ磁場で生まれているということもあり、もとより磁気エネルギーの扱い方を身体で感じ取っていたのではないかと思われます。そう考える最大の理由は、イエスが亡くなるときに「十字を切った」という言い伝えからです。

地球より強い磁場がはたらくとき、磁気が十字に出現する「十字架現象」は、前掲の事務所での写真の通りです。

私は、開発した装置にゼロ磁場が発生したことでゼロ磁場を調べ、そしてイエスが死の直前に十字を切った話を知ったのですが、知った瞬間に「これは磁気を表している！」と直感しました。

磁気を感知できたイエス・キリストは、死の間際で、磁気の象徴である十字を描いて見せた。自ら描いたというより、身体が自然とそう表現したのかもしれません。

磁気共鳴は思いの共鳴

イエスは奇蹟（手当て療法）を行いながら旅をしていましたが、磁気共鳴しない相手、つまり信じない者には手当て療法を行わなかったといいます。

これは磁気共鳴という観点からみると、非常によく理解できることです。

共鳴しないことには、効果が生まれないからです。

磁気共鳴とは、工学や医療で使われる用語ですから耳慣れないかもしれませんが、簡単に言うと、音の「共鳴」と同じ。つまり離れた場所にある同じタイプの磁性を持つ原子核同士が、相互作用を起こすというものです。

もっと簡単にいうと、磁気共鳴が起きると、虫の知らせと呼ばれるものや、テレパシーが起きます。

離れていてもわかるというのは、血のつながりそのものである母子間ではよく起こります。

最近では、3歳までの子供が胎内記憶を持っている事例が数多く報告され、胎児が母親の感情を感じている様子が語られます。

これもまた、胎児と母親のお互いの血液中にある磁気の共鳴によって、胎児と母親の心の共有がなされているとみることができます。

現代人は、生体磁気が非常に弱まっていますから、これらの力を常ならざるものと否定しますが、古代の人は生体磁気が強かったと考えられますから、磁気共鳴で起こる現象は日常茶飯事でしたでしょう。

さらにいうと、本当の愛とは、お互いの磁気が共鳴し合うことだと私は考えています。イエスも愛の伝道師でしたが、言葉を超えてよい磁気が共鳴し合って生まれるよい気のエネルギーの交流、それを「愛」として伝えたかったのではないかと思っています。

中央構造線とゼロ磁場

日本でゼロ磁場と呼ばれる場所は、中央構造線と呼ばれる断層上にあります。

中央構造線は、本州から四国・九州までを貫く巨大な断層です（図29）。

中央構造線上には、神社仏閣、伊勢神宮、諏訪大社、高野山、分杭峠など、日本の宗教の原点となる地、あるいは聖地と呼ばれる場所が集中しています。

偶然にしてはできすぎた配置ですが、「磁力」を通してみると、その理由が腑に落ちます。

日本の分杭峠を発見したのは中国の著名な気功家だそうですが、気=磁力の達人だからこそ発見できたのではないかとうなづける話です。

神社には、静かにして清らかな独特の雰囲気がありますが、これはゼロ磁場によくみられる「気の良さ」と表現されるものです。

古代日本に住んでいた人々は、本能的に磁場（磁気の強い場所）を感知していたのではないかと思います。

日本の神社の総本山である伊勢神宮は、現在の地に決まるまで、数十年にわたり、一時的に祀られながら各地を転々とした（遷座した）と

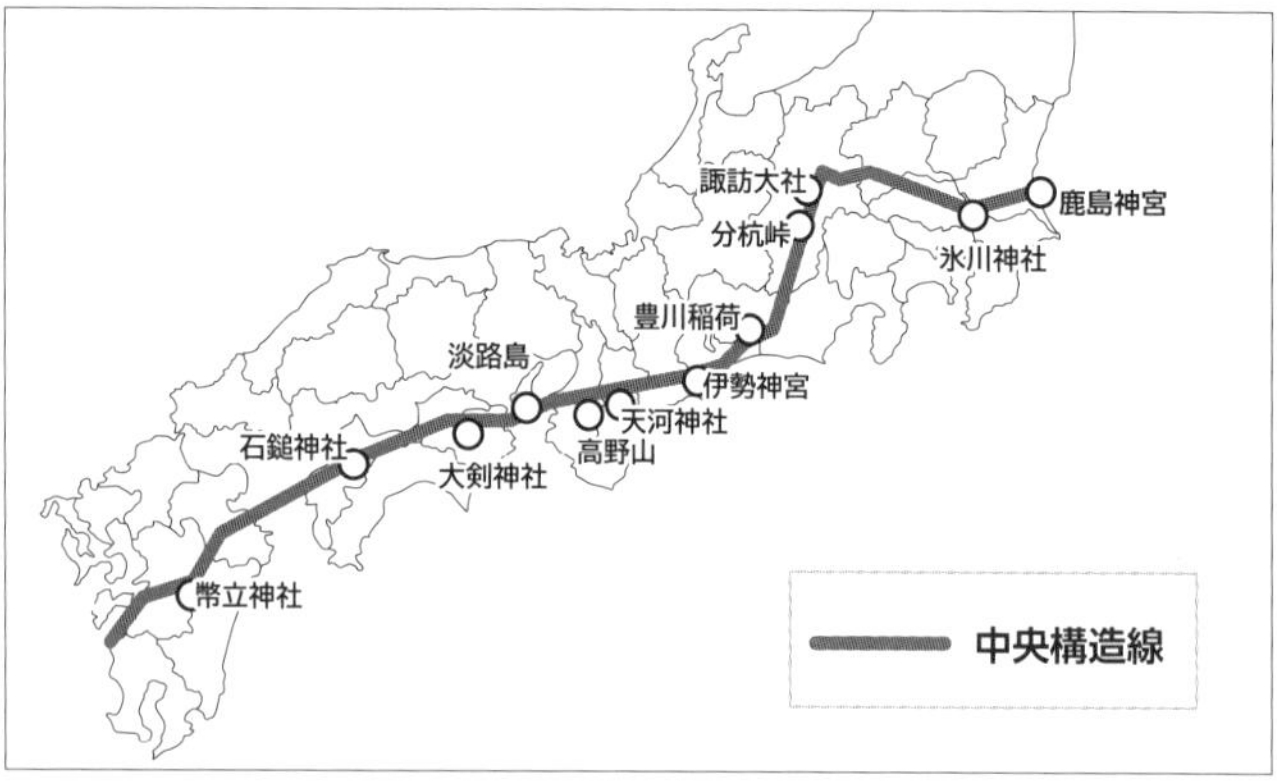

図29　中央構造線と神社

いう言い伝えが残っています。

一時的に祀られた場所は、元伊勢と呼ばれます。

生まれた場所は元伊勢というゼロ磁場

その元伊勢のひとつに、岐阜県の生津《なまづ》地区があります（次ページ図30）。

ここもまたゼロ磁場であり、そして私の生まれた土地でもあります。

生津が元伊勢だということは、1300年前の濃尾平野海図が、愛知県内の寺より見つかったことで証明されています。

また、神道五部書のひとつ『倭姫命世記《やまとひめのみことせいき》』には、倭姫が天照大神《あまてらすおおかみ》の御霊代を祀る地を探し、淡海国坂田宮《おうみのくにさかたのみや》（現在の滋賀県米原市）より美濃国伊久良河《いくらがわ》（現在の岐阜県瑞穂市）にたどりつき、この地に4年滞在し、この地でお告げを受けて、伊勢の五十鈴川《いすずがわ》を目指すために、生津の地から2艘の木船で川と海を下り、尾張国神戸《かんべ》（現在の愛知県一宮市）にたどり着いたとの記載があります。

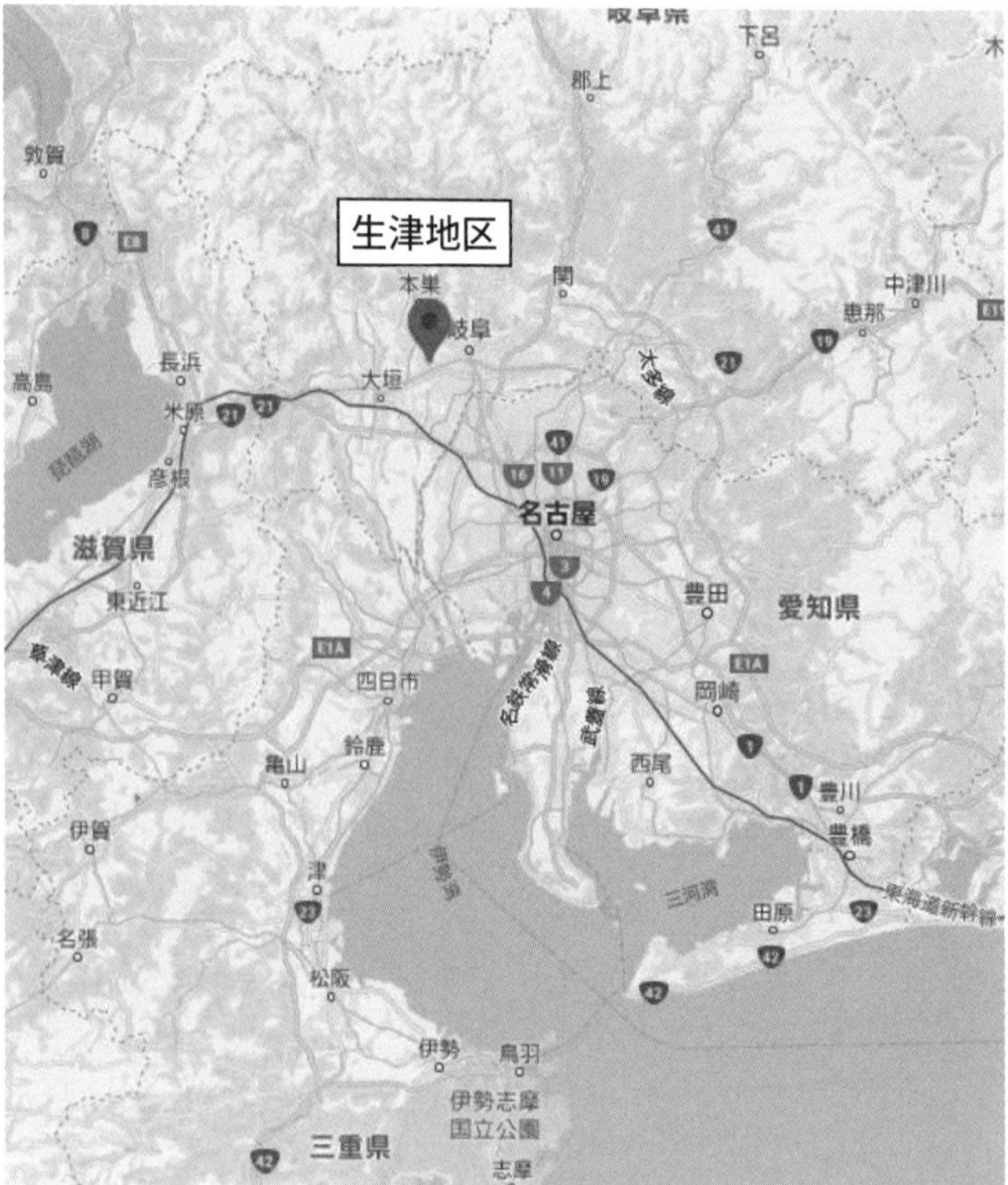

図30　岐阜県瑞穂市生津地区

内陸型地震としては世界最大級の震源・根尾谷断層

私は、元伊勢・生津地区の中にある、生津外宮町の生まれです。

ここ生津外宮町がゼロ磁場であるのは、ここにかつて大震災を引き起こした断層が横たわっていることからもわかります。

今から百年以上前の1891年、この一帯で濃尾大震災が起こりました。

直下型の大地震で、マグニチュードは8・0。

内陸型の地震では世界最大級の地震で、地震エネルギーで比較すると、阪神淡路大震災の約30倍になります。

岐阜地方気象台の地震計の針は振り切れ、その地震動は九州や東北でも観測。岐阜県を中心に、愛知・滋賀・福井の各県に大きな被害をもたらしました。

震源に近い大垣市では家屋の約9割が全半壊。岐阜市では家屋の約6割が全半壊したのに加え、約3割が火災で焼失するなど壊滅的被害を受けました。

名古屋市内のレンガ造りの建物は多数崩壊。長良川鉄橋が落下し、土砂が根尾川をふさぎました。

被害総計は死者約7300名、負傷者約1万7000名、全壊家屋約14万2000戸にのぼり、「身の終わり（美濃・尾張）地震」とも揶揄された大震災です。

この震源地は、根尾谷断層（岐阜県本巣市根尾地域を中心とする活断層）です。根尾谷断層はこの地震により、垂直に7m、総延長76㎞のズレが生じました（図31）。

阪神淡路大震災での断層のズレは50㎝で

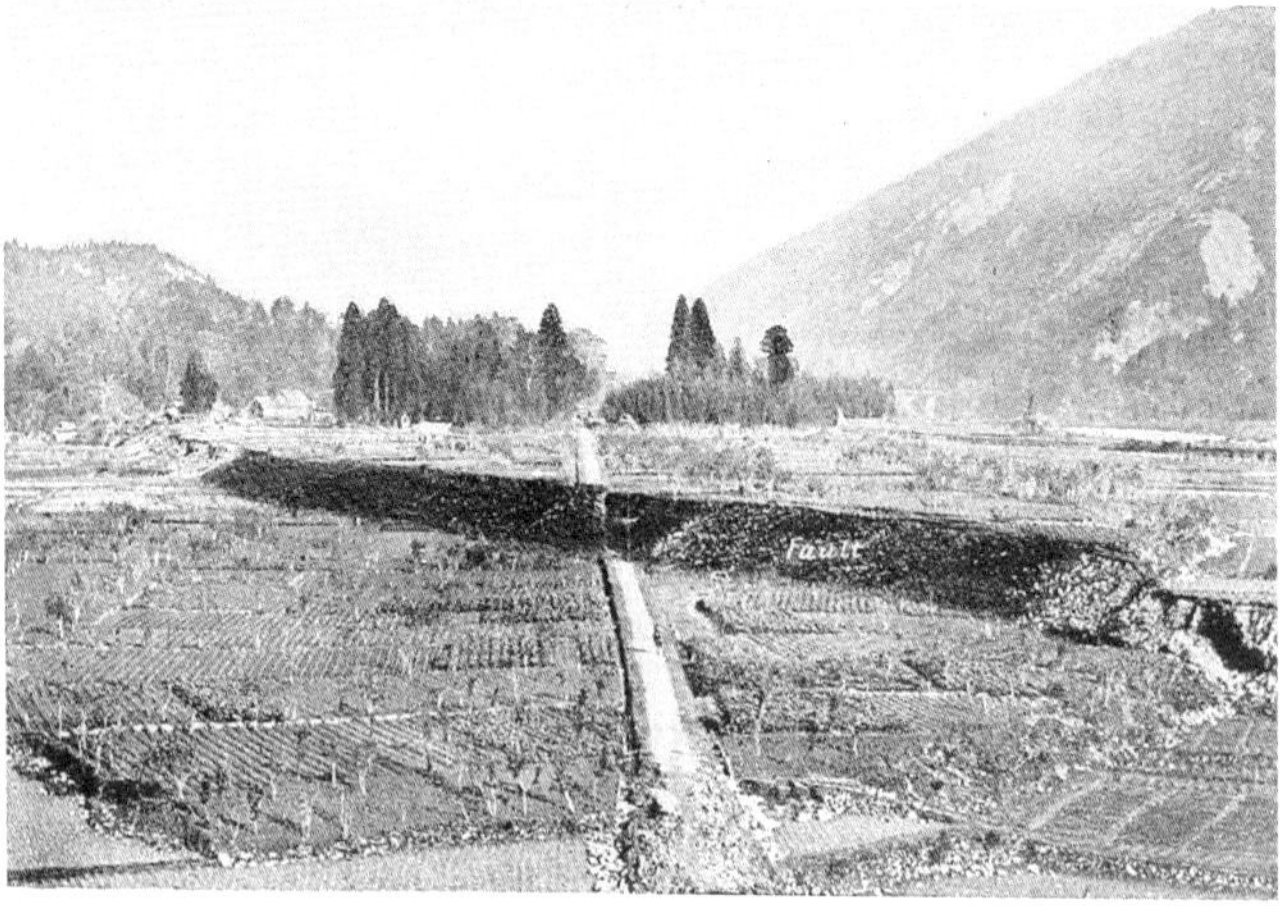

図31　濃尾地震発生当時の根尾谷断層（写真中央部が7m盛り上がった断層部分）

すから、いかに断層が活発に動いたのかがわかります。

関東大震災以前に起こったこの大震災は、地震研究を大きく進展させるきっかけとなり、今でも残る断層崖は、国指定の特別天然記念物に指定されています。

生津には、豊受神社（外宮）と、神明神社（内宮）があり、外宮町、内宮町と名のついた町があります（148ページ図32参照）。

生津外宮町と生津内宮町は、この断層地帯の上にあります。

西堀家は先祖代々、生津外宮町にあり、私はこの地でゼロ磁場の磁気を浴びながら育ちました。

そして私の生家の地下には、断層が動いてできた50㎝のひび割れが今でも残っています。

土地から受け継いだ磁気エネルギー

私が、1200以上という数の特許を出願できたのは、私がゼロ磁場に生まれたからだと思っています。

音響チェアも、その他の特許技術も、実際にその原理が製品になるまでには、大変な努力が必要です。しかしその原理となるものは、ひらめきとしてやってきます。

ひらめきとは、着想時には、まるで実現不可能な、誇大妄想のように思えるものです。しかしそう思えるほど壮大な着想を信じ、発明を続けることができるのは、私の力ではなく、生まれた地で受け継いだ磁気エネルギーのおかげではないかと感じています。

私は自力で開発してきたのではない、開発させていただいている。だからこそ、環境問題や、人間の健康など、いのちのためになる技術を選び開発を続けさせていただくことができたのだと思っています。

気エネルギーの陰陽は、血のサビで説明できる

「気エネルギー」の正体は磁気であるとお伝えしましたが、具体的には、血中の鉄イオンが帯びる磁気が、「気エネルギー」の正体であると考えます。

エネルギーというものは目には見えませんが、電気にはプラスとマイナス、磁気にはN極とS極があるように、そのはたらきは大きく2つに分かれます。

気エネルギーも同様に、「生命力を高める正気」と「生命力を弱める邪気」の陽陰2つに分かれます。

この2つの源は、血中の鉄イオンのサビで説明できるのです。

血液の2種類のサビ

赤血球の鉄イオンは、酸素、ブドウ糖と結合することで、全身に酸素と糖という栄養を運びます。

そして、結合することで酸化します。

酸化とは、いわゆるサビのことですが、鉄のサビには2種類あります。

ひとつが黒サビ（Fe_3O_4）。

もうひとつが赤サビ（Fe_2O_3）です。


黒サビと赤サビとは、はたらきが異なります。

黒サビは、コーティングするはたらき。

赤サビは、ボロボロに崩すはたらきです。

すき焼きをする鉄鍋や中華鍋を見ると、黒サビと赤サビの違いがよくわかります。

よく使いこまれて黒々とした鍋は一生モノといわれます。

しかし、一度赤サビの出てしまった鍋は、使い物になりません。


黒サビは、鉄に熱を加えることで、できます。

血流が良いと赤血球と血管壁とに摩擦が生じて熱が生まれ、その熱が鉄の表面に酸化膜（黒サビ）を作るのです。

黒サビは、赤血球をコーティングして守り、血液中をスムーズに流れさせるので、体温も上がるという良い循環を生みます。また、黒サビになると磁性も強まり、強磁性体となります。

黒サビの持っている磁気は、「生命力を高める正気」の正体といえます。

一方、赤サビは、血中のイオンバランスが崩れることで、できます。

赤サビは血流を停滞させ、体温を下げます。そして体温が下がるばかりでなく、体温を上げられなくなってしまいます。

これが免疫力の落ちた状態といえるでしょう。

また、赤サビは血液の磁性も下げます。赤茶にさびた磁石は磁力が弱まるように、血中においても磁性が弱まるのです。

赤サビはストレス、食事バランスの崩れ、薬の飲用、加齢などによってできます。特に日本は薬大国で薬を多用していますから、現代人は赤サビができやすいと私は考えています。

そして、この赤サビの持つ磁気こそ「生命力を弱める邪気」の正体と考えます。

邪気と憑依

邪気が引き起こす現象のひとつに「憑依」があります。

憑依とは、磁気共鳴で生体磁気を奪われることです。

憑依されると、実際に気力、体力がなくなります。急に老けて見えるなど、見た目まで変わります。これは生体に磁気がなくなるために起こるのです。

心優しい医者や、手で身体に触れる気功師には、早死にする人が多く見られます。これは、邪気の多い状態である患者に、知らないうちに磁気を与えてしまう、あるいは患者から磁気を奪われるために起こると考えています。

医師や気功師は特に憑依されないことが必要になりますが、これは言い換えると、「赤サビの磁気に共鳴しない、黒サビ（強磁性体）が豊富な血液の身体を作る」ということになります。

音響チェアは、整体師や医師など、弱っている人に触れる職種の方にも多く使っていただいています。原因がわからなかった疲れが取れ、見た目にも元気になったというお声をいただいています。

音響チェアは、血液を強磁性体にします。

血中の黒サビを増やし、活性化しているということです。

これは血液の浄化ということもできるでしょう。

磁気には情報を記憶する性質がある

少し前までコンピュータには磁気メモリーが使われていたように、磁気には情報を記憶する性質があります。

脳細胞や脳の血液中に赤サビがたくさんあると、記憶力や集中力、そして思考力が低下します。つまり、脳の磁気メモリーがサビるというわけです。このひどくなった状態が認知症ということもできます。

音響チェアは、血中の黒サビを増やします。

音響チェアは認知症対策に使われていますが、認知症が改善する理由のひとつは、音響チェアが脳内に黒サビを増やすためだと思っています。

音響チェアで生体磁力を補うと、記憶力や集中力、そして思考力が飛躍的に高まります。

人間の脳にはマグネタイト（磁鉄鉱）が含まれることが発表されています（1992年アメリカ）。渡り鳥やイルカなどは、マグネタイトを方向認識のために使っています。マグネタイトは生体コンパスの役割があります。それが人間の脳にも存在しているということです。

子供の脳は、大人よりもマグネタイトを多く含んでいるので、音響チェアで生体磁気を強化すると、記憶力・集中力・思考力が著しく上昇します。

もっとも、子供の場合は、学校の勉強ができる知識力よりも、直感力、探求力、共感力といった人間性や、全身がいきいきしているような生命力のほうがはるかに重要だと思っています。

現代の子供たちは、偏差値重視のマニュアル教育で知識を詰め込まれ、生まれたときから赤サビを増やす食事をとってきて、生命力そのものが弱まっていると感じています。

子供たちに対しては、頭が良くなるためというよりも、本来の生命力を取り戻すために音響チェアを活用してほしいと願っています。

磁気は思いを共鳴で伝える

磁気には「情報記憶の性質がある」こと、その情報を「共鳴で伝達する性質がある」こと。

以上の2つをかけあわせて考えると、磁気が人の心の思いを瞬時に伝達できるということがより理解いただけるのではないでしょうか。

実際に、私は磁気と意識（思い）の関係を調べるため、ＭＲＩ（磁気共鳴画像装置）

を使って、ある実験を行ったことがあります。

二人の人間のあいだで、思いを伝えようと意識をはたらかせるとき、脳内の磁気がどのように動くのかという実験です。

この実験では、一人が「思いを伝えよう」と意識をはたらかせると、双方の脳に、磁気共鳴によるゆらぎが確認されました。

このことからも、磁気と意識には関係性があるといえます。

これからの社会は、モノ・お金至上主義から、心の時代に向かうでしょう。物質文明から精神文明への転換です。私はそう直感しています。

これまで非科学的とされてきた物事にも、精神がどのように影響しているのかは、科学によって明かされていくことでしょう。

気エネルギーを扱う仕事をする方はたくさんいますが、磁気の強さとともに、高い人間性と道徳観が求められると私は考えます。イエス・キリストがよい気の磁気共鳴＝愛を大切にしたようにです。

「気持ち」という言葉もあるように、気＝磁気には、心が乗るのです。

ゼロ磁場での衝撃体験

このように、気エネルギー（磁気）の持つ「正気」と「邪気」についてお伝えするのは、磁気が負に共鳴したときの、その怖さ、その性質を十分に知った上で、そのエネルギーをどう活用していくのか肝に銘じる必要があるからです。

ここで私が、ゼロ磁場で邪気を体験した話をお伝えしましょう。


私の生まれ育った岐阜県瑞穂市生津地区には、生津外宮町と生津内宮町があります。

生津外宮町側には豊受神社が、生津内宮町側には神明神社があります（次ページ図32）。

この2つの神社は、戦前には、参道でつながれていました。

しかし戦後の区画整理のために、この参道は分断されてしまったのです。

参道は、神明神社から流れるエネルギーが糸貫川に向かい、さらに豊受神社へと続く流れで作られていました。

しかし区画整理で分断されてしまったために、そのエネルギーは、まるで陰陽に分かれたかのように、正気と邪気とに分かれてしまいました。

そして邪気の流れは、生津内宮町に流れたのです。

邪気で磁気が奪われた生津内宮町側は、誰の目にも明らかなほど、いわゆる憑依現象や事故死が相次ぎました。

私は、自分の家が生津外宮町にあり、一方で自分の会社を生津内宮町に置きましたので、現象とともにエ

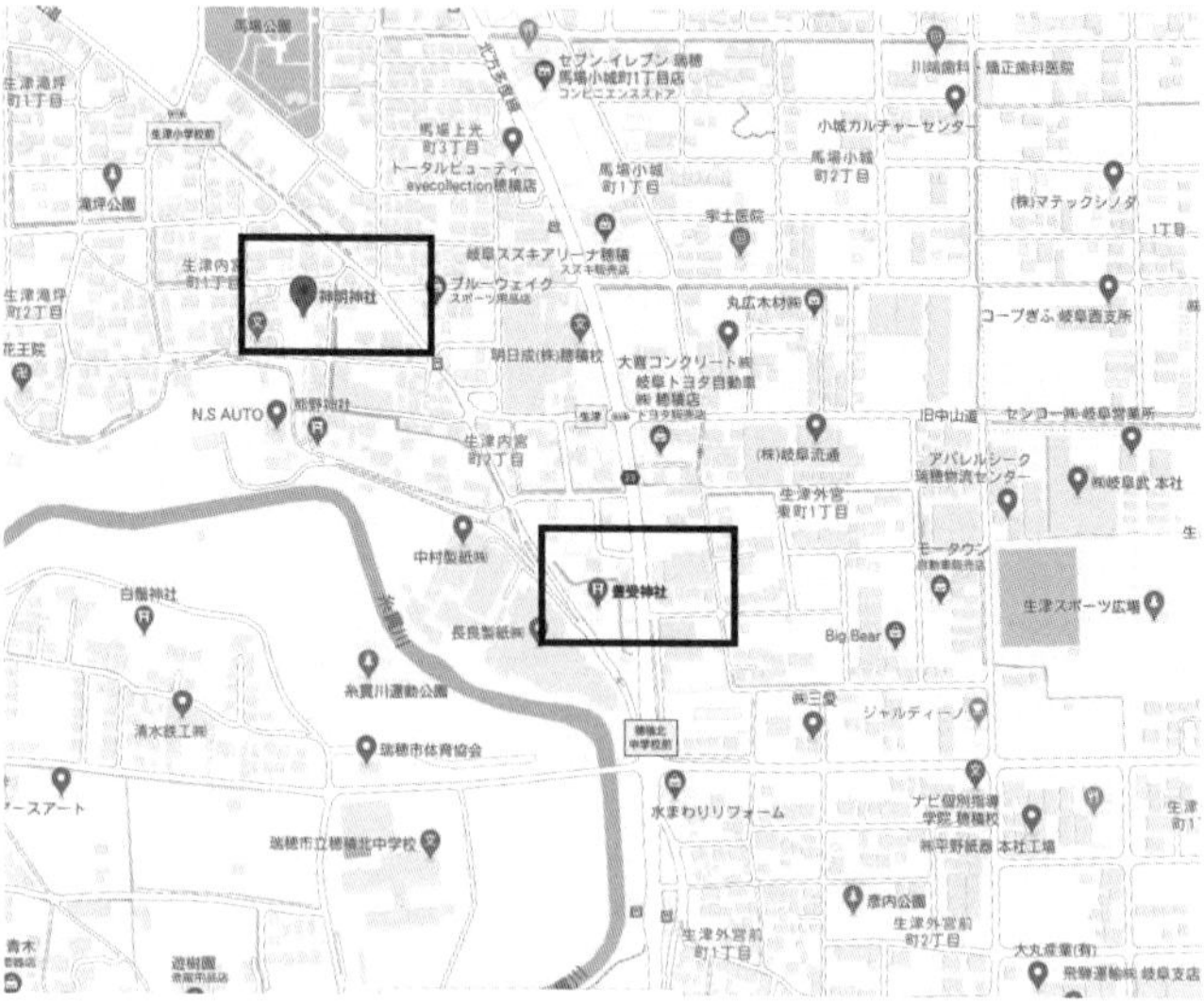

図32　豊受神社（生津外宮町側）と神明神社（生津内宮町側）

ネルギーの差を目の当たりにしました。

そして、参道の分断されたエネルギーが改善されるまで、本社研究所を閉鎖しました。（現在、私の事務所は、東京五反田にあります）

また自分が非常に強いエネルギーを受けた体験もあります。

ある日、この参道を通り抜けてくる、霊波とでも呼びたくなるような、非常に強いエネルギーに当たったことがありました。

その体感は衝撃波といえるようなもので、私は身体ごと吹き飛ばされました。

この波のために、近所では、屋根の上で叫び出した人、ノイローゼのようになった人などが出ました。

強いエネルギーを急に浴びるとき、その強さに耐えきれない場合、人体は異常を起こしてしまいます。これは気力の弱い人（生体磁力の弱い人）に見受けられました。

魂は磁気の渦

磁気は、気エネルギーのみならず、魂でもあると考えています。
これは気の研究が進んでいる中国で、実際に小学生に教えられている内容です。
羊水の中には、臨月に近づくと「胎光」と呼ばれる光が発生します(図33)。
そして母体が産気づく前に、胎児の「心臓」に、この光が宿るそうです。
胎光は「魂」として教えられています。
またこの光は、渦の形をしているそうです。
渦とは磁気の形です。

日本では、親から子、子から孫へと先祖代々、血族の中で受け継がれていくものを認識し、大切にする文化があります。
肉体は滅んでも先祖代々受け継がれるものを「魂を受け継ぐ」と表現します。

血液は磁気を帯びています。

そして磁気には、パソコンや電気製品に磁気メモリーとして使われている通り、情報を記録するはたらきがあります。

また磁気は、医療機器であるＭＲＩ（磁気共鳴画像装置）の名前からわかるように、磁気共鳴によって情報伝達を行います。

魂を磁気として見るとき、血脈を輪廻転生する魂とは、心臓・血の中に宿される遺伝的磁気情報としても理解できるのではないでしょうか。

胎光が心臓に入る瞬間。それは祖先の情報を帯びた磁気の塊・魂が宿る瞬間です。

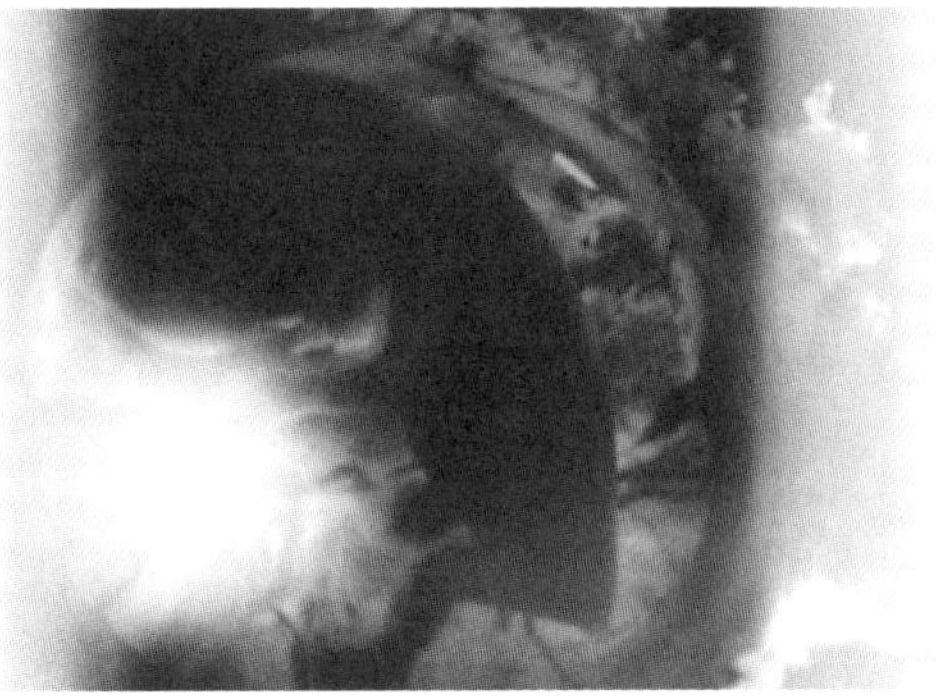

図33　胎光

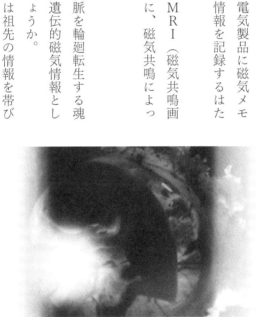

胎児の心臓に光が宿るとき、この世で生きていくスイッチが入るのではないでしょうか。

胎児は、羊水の中で、母親の心臓の鼓動、母親の脈動のリズムに、響きを通して同調し、自らの鼓動と脈動を高めます。

高められた鼓動は血流をよくし、赤血球と血管壁が摩擦熱を起こして、38℃の体温を生み出します。

赤血球は強磁性体となり、血液の磁性を高めます。

磁性を帯びた血液の循環は生体電気を生み、体内エネルギーを循環的に発電して、生命を維持していきます。

胎児に発生した磁気は、母親とのあいだで磁気共鳴を起こし、お互いの心を伝えます。

母親の感じた思いや感情を胎児も感じ取ります。

それは大人になるまで潜在意識に残ります。

ですから音響チェアで、胎内記憶を思い出される方がたくさんいるのでしょう。

胎内で胎光が宿る瞬間と同じ環境を再現する音響チェアは、身体の免疫力を上げるのはもちろんですが、輪廻転生の記憶や胎内記憶を思い出すという神秘体験をされる方も多くいらっしゃるのです。

血液（鉄）、心臓、磁力、生命力のみならず魂にまでアプローチし、身体と心を幸せに導く音響チェア。

ぜひ音響免疫療法学会患者の会に訪問いただき、実際に体験されることをお勧めします。

身体が求めているのは金属の響き

古代の治療楽器は金属・銅の響き

前章で、古代の治療器としてご紹介した、各宗教の法具・楽器である、鐘、チベタンボウル、銅鑼《どら》。

また教会に置かれている重厚な音色のパイプオルガン。

これらを研究していて、大変興味深いことを発見しました。

それは共通して金属の「銅」が使われていること。

さらに、このうち、鐘、チベタンボウル、パイプオルガンのパイプの銅の配合比率が、いずれも約70％となっていることです。


世界の宗教と、金属楽器がセットになっていること。

これらの楽器は治療具として使われていたこと。

銅70％の比率で作られていること。

これは、偶然の一致でしょうか？

鉄も銅も酸素を運ぶミネラル

人体を維持するための食物に含まれる必須成分のうち、炭水化物、タンパク質、脂質、ビタミン、ミネラルは5大栄養素と呼ばれます。

このうちミネラルは体内で合成できないため食物として摂る必要があり、そのミネラルの中でも必須ミネラルとして定められているもののひとつに「銅」があります。

栄養素としてあまり耳にする機会のない銅ですが、私たちの体内に存在し、鉄ととももに血液の産生を助けるはたらきがあります。
銅は、鉄を吸収したり貯蔵をする際にはたらくほか、骨髄でヘモグロビンを産生するのにも貢献します。

海に住むイカ、タコ、貝、エビ・カニの血液は、銅をふくむヘモシアニンでできています。これらの動物の血液では、銅が酸素を運ぶのです。

ヘモシアニンは、酸素に触れると、無色から青緑色（酸化銅）に変化します。これらの動物の血液は普段は透明ですが、生きたままイカやタコを捌《さば》くと、青い血として見られることがあります。

銅は、人間の血液に含まれる鉄同様、酸素と結合・解離しやすい性質があるので、生命体の維持に活用されているのです。

古代の治療楽器の共通点

世界に散らばる各宗教と金属楽器がセットになっていること。
これらの楽器は治療具として使われていたこと。
それは銅70％の比率で作られていること。
そして銅は、生命の要、血液を作る際にサポートする成分であること。

前に、イエスは宗教家以前に、純粋な治療家だったと述べましたが、右の研究調査でわかったことを組み合わせると、キリスト教のみならず、世界の宗教そのものの原点が「治療」だったのではないかと考えられます。

治療という奇蹟の行為が、のちに宗教という形に発展した。これは現代の宗教とは、かなり定義が異なりますが、その原点は純粋に人のための治療行為だったと、特に音響免疫療法に携わっている今、強く思うのです。

古代の治療楽器は、背骨や頭がい骨に共鳴させる鳴らし方をしますが、これは、銅の持つ周波数を体内の水に響かせるということでもあります。

最新の水の研究では、

「水は直接物質に触れなくても、物質の波動情報を含んだ電磁波を受信することによって、その物質の情報を記憶することができる」

「物質と物質との間には、直接の接触がなくても、水が仲介することによって物質が持っている波動が互いに影響を及ぼしあい、物質は遠隔的に相互作用することができる」

と考えられており、実証のための論文が出されています。

つまりこれによると、体内の水に銅の響きを響かせることは、身体に銅を入れることに等しいのです。

生体の求める音は「銅」の響きだった。

そして人体の治癒に最も有用だったのが、銅70％の

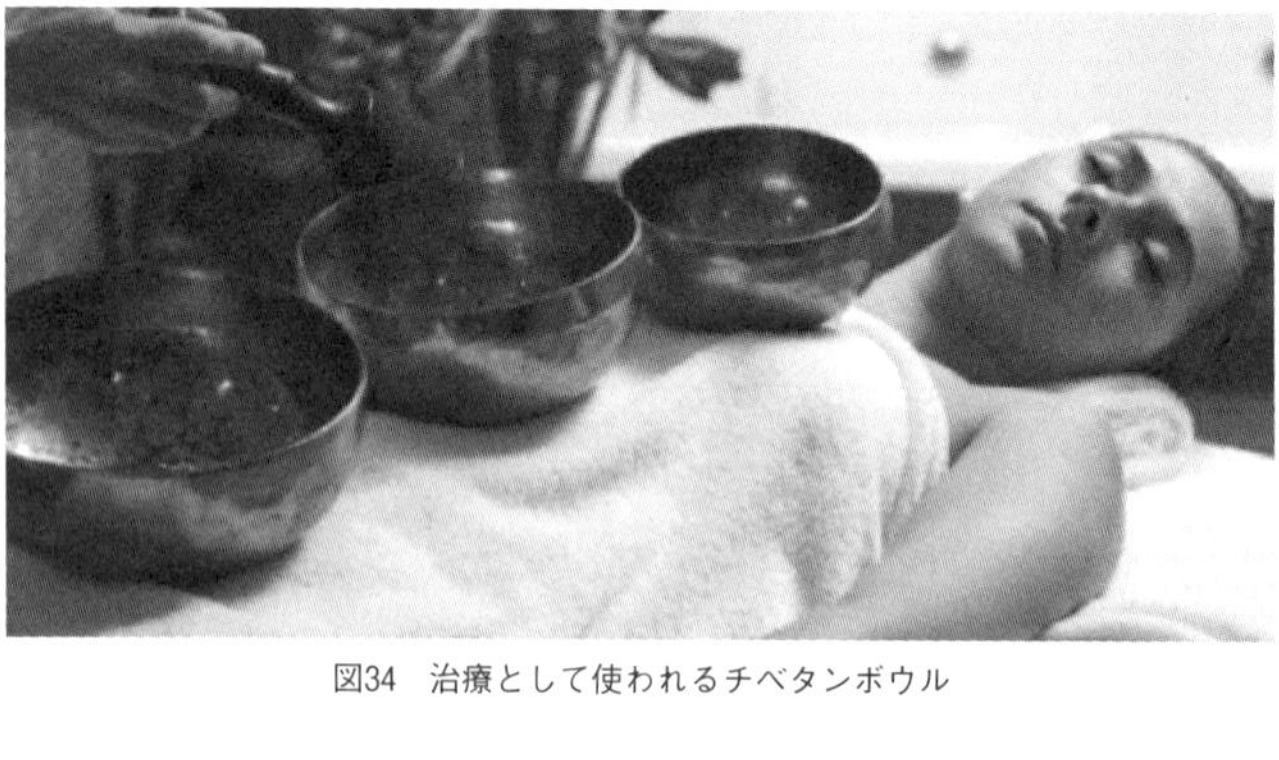

図34　治療として使われるチベタンボウル

響きを使うことだった。

古代の人たちは、楽器に託して、伝え残してくれたのです。

次世代音響チェアは銅の響き

2020年5月、私どもは音響チェアに、新しい特許技術を加え、国際特許として出願しました。

これまでの音響チェアの心臓部に、鐘と同じ響きを生む「銅板」を取り入れたのです。

これまでの音響チェアは、スピーカーの下部にあるスピーカー用の磁石と、ギターのボディに使われるランバーコアという木材とを摩擦させることによって、音響チェア自体の磁力を生み出していました。

新しい特許技術では、ランバーコアの上に銅板を敷き、銅板と磁石による摩擦に切り替えたのです。

これによって、音響チェアから流れる音源のすべてに、銅の響きが含まれることになりました。

その振動は細かく、身体のより深部まで到達します。

音響チェアから出力される響きのエネルギーも格段に向上しました。

体温が上がるまでの速度が、約1／3に短縮されました。


また磁石と銅板の摩擦によって、電気エネルギーも発生します。

これは、音響チェアに座る人の身体には流れないように取り出すので、人体が感電することはないのですが、取り出せばエネルギーとして使うことができます。

電気が生まれるくらいですから、音響チェア自体に発生する磁力もパワーアップしています。

私どもは、このしくみを利用して、次なる発明品、リチウムイオン電池にかわる新しい蓄電システム・磁気発電システムの研究開発を進めています。

釈迦は鐘の響きで悟りを開いた

新しい特許技術のために、「銅」「鐘」を集中的に研究していて、思い至ったことがあります。

それは釈迦は、鐘の音があったからこそ、悟りを開いたのではないかということです。

鐘の音は「諸行無常の響き」と表現します。

諸行無常とは仏教用語で、「この世の万物は常に変化し、とどまるものはない」という仏教の根幹思想を指す言葉です。

仏教そのものを表す言葉が、鐘の音を表す言葉として使われている。

それは仏教において「鐘」の指し示すものが大きかったからではないでしょうか。

「鐘」を使う仏教は約2600年の歴史と言われますが、チベタンボウルを使うチベット密教の発祥はそれよりさらに古い5000年前と言われます。

釈迦が生まれるずっと以前から、金属楽器を使った治療が行われていたということになります。

ですから釈迦は当然のように、鐘を治療具として、病の人々に、また自身にも使っていたのではないかと思います。

釈迦は、脊髄から頭がい骨に響く鐘の音を、日々浴びるように聞いていたのではないでしょうか。

そうして悟りに至ったからこそ、鐘の音を「諸行無常の響き」と讃え、伝えたのだと思っています。

鐘の中の生音を体験

京都・方広寺にある梵鐘《ぼんしょう》は、そこに刻まれた「国家安康」「君臣豊楽」という文言に徳川家康が言いがかりをつけ、大坂冬の陣へと発展したことで有名な鐘ですが、これは重さが82・7トンと、かなりの重量と大きさがあります（図35）。

鐘の本来の使い方をして、この鐘の中に入ってこの音を聞けば、大きな振動が起こり、身体全体が震え、脊髄も頭がい骨も振動することで、骨全体のゆるみが起こるでしょう。

この鐘の中で音を聞くことは、なかなかかないませんが、音響チェア用に作成した特別音源の中に、この鐘の音を使ったCDがあります。

音響チェアは「録音の声」を「自分の声」に変換するように、「録音した音」を「生音」に変えます。

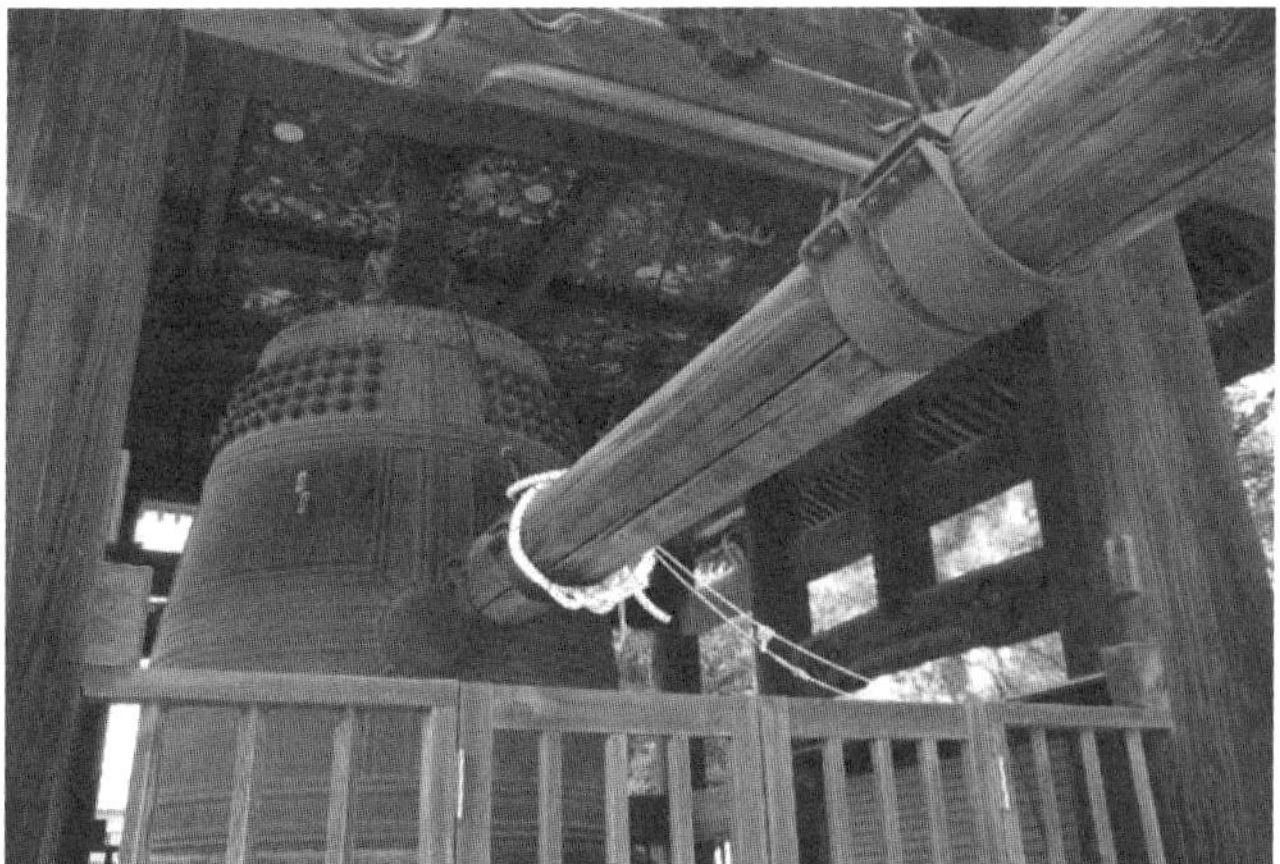

図35　方広寺の梵鐘。高さ4.2メートル、重さ82.7トン

ですから、鐘の中に入るのと同じ音を全身で体験できるというわけです。
ご興味のある方は試聴できますので、音響チェア体験にお越しください。

第4章

過去と未来に学ぶ
音響免疫療法

音響免疫療法の原点・軍医だった父の思い

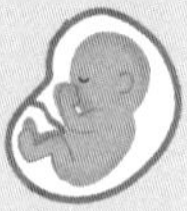

音響免疫療法に至った原点は父の無念

「薬は使わず、徹底的に生命のしくみのみを応用する」という理念のもとに開発してきた音響免疫療法についてお話しするときに、私には、どうしても書かなくてはならないことがあります。

第二次世界大戦中の１９４１年。

日本政府は、特攻隊員のために覚せい剤を服用させました。

大日本製薬はメタンフェタミン製剤「ヒロポン」（覚せい剤）を、武田長兵衛商店はアンフェタミン製剤「セドリン」（覚せい剤）を、それぞれ海軍と陸軍に大量に納入しました（図36）。

そして、それらをチョコレートで包み、菊のご紋章をつけて加工し、お菓子袋に入れて「特効薬」としてカジュアルに支給しました。

こうして特攻隊員に、注射やお菓子で覚せい剤を服用させたのです。

ヒロポンは精神を高揚させ、人間性をなくします。服用した若者たちは、意気揚々と戦地に出撃し散っていきました。

のみならず、覚せい剤によって、韓国の慰安婦問題や、中国の南京事件をも引き起こしました。

九州では1036人の特攻隊員に覚せい剤がアンプルで投与されています。この地では計6000人以上

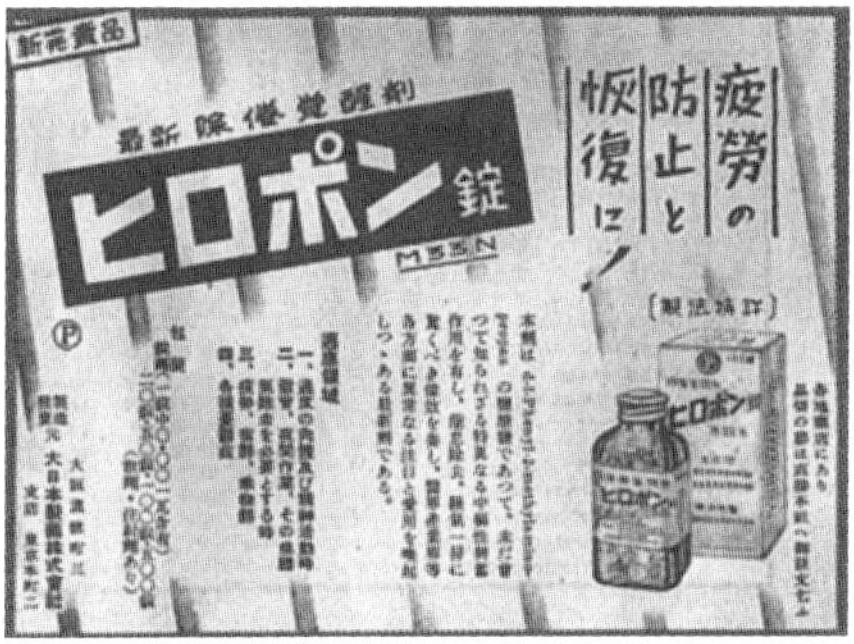

図36　疲労防止用の薬として市販されていた覚せい剤ヒロポン

が「国を守るため」と、玉砕していきました。

すべて、大変悲しい事実です。私はこれを思うたびに涙が出ます。

私の父・西堀孝一は、軍医として、特攻隊へのヒロポン支給補助を余儀なくされ、覚せい剤の恐ろしさを身をもって知っていました。そして特攻隊員への覚せい剤支給に、大変に悲しい思いを持っていました。

「何とか覚せい剤使用を止めたい」という強い思いを持っていたようです。

父はこの思いを私の母に伝え、そして私は、母から父の思いを聞かされて育ちました。

しかし父は、その志半ばにしてニューギニアの戦地アインで戦死しました。

医者でありながら、薬（覚せい剤）を使って、自国民や韓国、中国の人々をも傷つけることになったという大きな悲しみと無念。

これらの思いは、父から受け継いだものです。

だからこそ私は、薬に頼らない、自然の在り方に見習った音響免疫療法を目指したともいえます。

この思いは、音響免疫療法学会の原点です。

音響免疫療法学会患者の会には、この真実を知るたくさんの遺族の方もお見えになります。そしてこの父の思いに深い共感をいただきます。

この事実と父の思いは、絶やしてはいけないと思っています。

敗戦と日本の医療

世界の現状と違い、代替療法や音響免疫療法のような最先端医学を医療と認めていない国、日本。

日本は、西洋医学を重んじ、特に「薬」への信仰が強いのが現状です。

現在世界の人口が約77億人、日本人は1・2億人なのに対し、世界の薬の40％を消費しているのが日本です。

国が使うお金（歳出）101兆円のうち、多く使われているのは医療12兆円と年金12

兆円です。学校教育4兆円、公共事業費7兆円にくらべても、医療と高齢者に多く使われていることがわかります（2019年度財務省資料）。

なぜ日本がこうなったのか？　その背景には敗戦が大きくかかわります。

第二次世界大戦終戦時、日本を指導をしたのはアメリカ政府です。当時のアメリカ大統領ハリー・トルーマンは、日本に「3S政策」を敷き、日本に対して次の暴言を残しました。

トルーマンの発言は、戦後の日本の歴史そのものです。

トルーマンの発言

猿（日本人）を『虚実の自由』という名の檻で、我々が飼うのだ。
方法は、彼らに多少のぜいたくさと勤勉さを与えるだけでよい。
そしてスポーツ、スクリーン、セックス（3S）を開放させる。
これで真実から目を背けさせることができる。

猿は我々の家畜だからだ。家畜が主人である我々のために貢献するのは、当然のことである。そのために、我々の財産でもある家畜の肉体は長寿にさせなければならない。

（化学物質などで）病気にさせて、しかも長生きし続けるのだ。これによって我々は収穫を得続けるだろう。

これは勝戦国の権限でもある。


前述のヒロポンや覚せい剤は、１９４５年から１９５１年という、終戦を挟んだ6年間にわたってGHQの指示によって作られ続けました。

途中、日本は１９４７年に、一転して大麻取締規制を行います。

しかし、ヒロポン（覚せい剤）取締規制を行ったのは１９５１年です。

同じ麻薬であるにもかかわらず、規制に4年の差があります。

なぜ4年が必要だったのか？

それは、日本国民をアヘン戦争と同じ戦略でヒロポン中毒にし、そして中毒になってから規制をかけるという、3S政策の実行が目的であったからです。

「薬」の語源は音楽の「楽」

音や楽器で身体を治療していた歴史は、漢字として残されています。

漢字の「薬」と「楽」、この2つの漢字は、大昔は同じ漢字として使われていたといいます。語源となるエピソードをご紹介しましょう。


今から5000年前の中国。

領主をめぐる長い戦いが続いたこの時代、漢民族の祖先といわれる黄帝は、戦いに疲れあえぐ庶民に気づき心を痛めていたある日、夢で「牛革の太鼓の音で蚩尤（敵の名）を制することができる」と告げられます。

黄帝は、夢の指示の通り、牛革の太鼓80個を作らせました。そして戦のさなかに鳴らしました。

すると天地は揺れ、周囲にいた皆が強い頭痛を訴え、敵陣に多くの負傷者が出ました。

しかしこのとき、味方の自軍も一緒に倒れてしまいます。

そこで黄帝は、急いで楽師を呼びました。楽師は治療法を考えました。兵士の弓矢の弦《つる》を解き、それを木に結びつけ、それで優雅な音楽を奏でたのです。

すると、その美しい音色とともに、兵士たちは奇跡的によみがえったのでした。


「楽」という漢字は、このとき弦（弓矢の糸）を木にかけた様子からできた漢字で、2つの「弦」のあいだの「白」は、色ではなく、調弦する道具を表していると伝えられています。そしてこの木にかけた糸は、最古の弦楽器のひとつと言われています。


楽の成り立ちの物語が示すように、昔の中国の人々は、音で病を治していました。ですからこの時代には「楽」は「薬」の意味を含めて使われていたのです。

後の時代になって、漢方薬が発達した中国では、植物が病気の治療に役立つことに気づき、楽の上に草かんむりをつけ、楽と薬を使い分けるようになったということです。

旧約聖書に出てくる竪琴治療

聖書にも、楽器で身体を治療していた形跡が残されています。

ミケランジェロのダビデ像でも有名な、旧約聖書に出てくるダビデ。

ダビデは竪琴の名手でした。

ダビデの名演奏ぶりは、うつ病に悩むイスラエル王サウルにまで届きました。

サウル王は、ダビデを呼び出し、竪琴を奏でるよう命じます。

ダビデの奏でた音色は、見事にサウル王の病を癒しました。

これ以降、ダビデは毎晩、サウル王のもとで竪琴を奏でるようになったのでした。

『神の霊がサウルを襲うたびに、ダビデが傍らで竪琴を奏でると、サウルの心は安まって気分が良くなり、悪霊は彼を離れた』（サムエル記上16章23節）

『ダビデとイスラエルの家は皆、主の御前で糸杉の楽器、竪琴、琴、太鼓、鈴、シンバルを奏でた』（サムエル記下6章5節）

旧約聖書はユダヤ教・キリスト教の正典です。中国のみならず、中東でも身体の治療に楽器が使われていたということになります。しかも使われている楽器の種類も共通しています。

現在の教会ではパイプオルガン、バイオリンが使われています。

いずれも楽器の響きで、祈りの心と信仰心を高めています。

医療をエンターテイメントへ昇華する

いにしえの治療は、楽器と音楽が主体であったように、音楽というエンターテイメント性をかねていました。

音響チェアもまた、医療器具としてではなく、エンターテイメント機器として開発しました。

これまで「イスに座って音楽を聞く」という使い方でご紹介してきましたが、音楽だけではなく、モニターとセットにして映像と一緒に楽しむように設計しています。つまり映画を楽しめるのです。

私はイカ墨をヒントにして液晶モニターの原理を開発した経緯から、音響チェアと大画面モニターをセットで使用するというのは、私の開発してきたものを組み合わせるという点で、自然な流れでした。

そしてこのセットが普及すれば、液晶モニターとセットになって普及したスピーカー音を、少しでも自然音に変えることができます。

スピーカー音は、言葉、方向、距離、危険を察知するための鼓膜への刺激です。

自分の声のように骨伝導で体内に響く音は、ホルモンを分泌し、感情を動かし、感動を呼び起こし、自分の「体験」として臨場感をともなって身体が認知する音です。

心と身体が求める音は、スピーカー音ではなく、自分の身体を震わせて聞こえる自分の生の声（自然音）です。
身体は視覚からの影響を大きく受けますから、４Ｋ８Ｋといった美しい大画面を見ながら、音響チェアで「自分の声」と同じ音を聞けば、視覚、聴覚、触覚が一体となり、映画の感動や、楽しさは何倍にもなります。

田中良基先生が次章でおっしゃるように、感動は免疫力を高めます。分泌されるホルモンが、マイナス感情から解放してくれて、同時に身体機能をも修復するのです。画面とセットにすれば音響チェアの免疫力を高める力もまた向上するのです。

映画を楽しむうちに、知らずに身体調整ができてしまう。
病気の人も元気な人も、一緒に楽しんでいるうちに、身体も整う。皆で楽しめる。治療の先をゆく「楽しい予防」こそ、私どもが真に目指すところです。

私は当初、これを自宅用ホームシアターとして楽しんでいただければと思っていました。しかし、嬉しいことに、もっとビッグプロジェクトとして、これが実現しそうです。

というのも、中国が、医療部門のみならず、エンターテイメント部門でも採用したからです。

中国で医療機器として承認された音響チェアですが、中国では映画館の中に音響チェアを導入する計画まで立ち上げ、すでに左図のような完成予想図を作成してくれました。

ここには個人宅では実現しないような巨大モニターが入ります。音響チェアとこの大画面で映画を見たら、どれほどの臨場感と感動が生まれることか！　迫力も段違いに高まり、今までの映画鑑賞とはまったく違う体験になるでしょう。

これは音響チェアでしか体験できない感動を呼ぶので、映画館に足を運ぶ人もたいへん増えることと思います。

映画業界、エンターテイメント業界の革命です。

現在エンターテイメントといえばその中心はハリウッド。

映画もアメリカで作られるものが多いです。

しかし、中国で音響チェアを映画館に導入すれば、近い将来、中国がエンターテイメント業界の勢力を塗り替えるほどの大躍進を見せることでしょう。

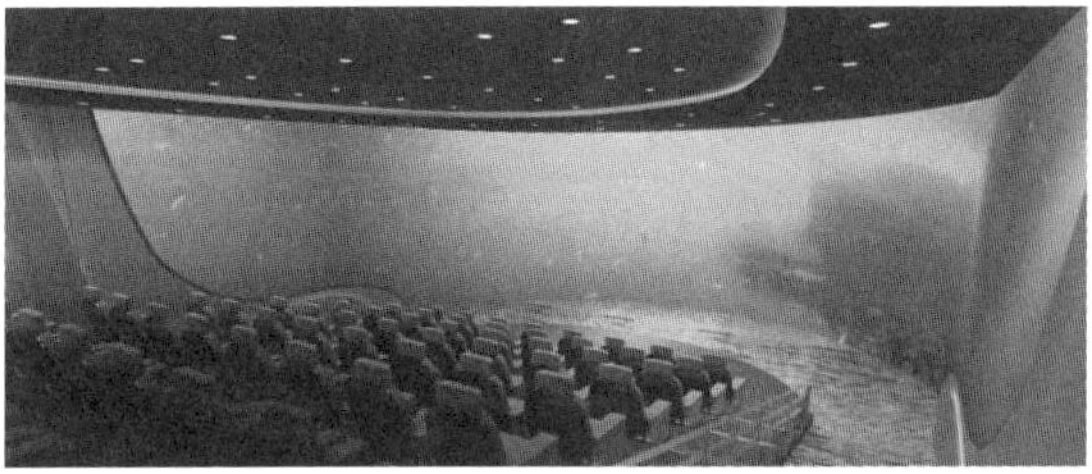

中国サイドが作成した音響チェア３Ｄシアター

音響チェアは３Ｄ（立体）音声
そして３つの感覚に訴える

視覚……４Ｋや８Ｋ大型有機モニターによる映像で
聴覚……耳からと、背骨で聞く、経絡で聞く
触覚……からだが揺さぶられるほどの振動刺激を、中枢神経の通る脊髄と、気の通り道である経絡と、全身60兆の細胞とで感じつながる

未来医学！ 中国上海市人民政府公認となった音響免疫療法

中国の認知症事情

2019年、中国の上海市は、病院での認知症対策に「音響チェア　羊水の響き」を正式採用しました。

中国において、認知症対策は、早急に対処しなければならない大問題でした。

中国では、人口削減政策として、1979年から2015年まで「一人っ子政策」が導入されていました。

1980年生まれは現在40歳ですから、働き盛りであると同時に、両親の介護が必要になってくる年代に入ります。働き盛りの人々が、両親二人の面倒を自分一人で見なければならないとなると、国の労働力は大きな打撃を受けます。

中国は人口13億人。その中で60歳以上はすでに2億5000万人に達しています。そこで中国では本気の認知症対策に乗り出したのです。

認知症は、西洋医学が「治す薬はない」とさじを投げている症状です。

つまり薬では治らないと西洋医学がはっきりと認めているということです。

中国では、蔣介石《しょうかいせき》が最高指導者だった時代に、伝統的中華医学を捨て、薬中心の西洋医学を用いた時代がありました。

それを1949年から最高指導者となった毛沢東《もうたくとう》が元に戻し、伝統的中華医学を取り戻したという経緯があります。

現在、西洋医学と中華医学の比率は、かつての5対5から2対8へ。

すでにその8割が中華医学となっており、西洋医学離れが加速しているのです。実に素晴らしいことです。

突然飛んできた白羽の矢

この背景も手伝い、西洋医学以外で認知症に高い効果の出ている療法を探していた中国上海市政府から、「音響チェア」に白羽の矢が立てられました。突然のことでした。そして2018年12月、2019年4月、9月と協議を重ね、上海市政府公認として、病院での「音響チェア」の導入が正式採用されたのです。

独自の発展をとげた中華医学は、そのベースに、鐘や銅鑼《どら》、チベタンボウルを用いた音響医学を持っています。5000年前からその効用を知っているわけですから、「響き」を使った療法への理解は、深いものがありました。

また中国には伝統的療法としての「気功」があります。磁力を活性化する音響免疫療法への理解も、非常に早いものでした。

音響免疫療法学会の持っている臨床結果についても、全身の血流を改善し体温を上げることで出ている結果なのだと、大変よく理解いただきました。


中国の慢性病の死亡率は、1位が脳卒中、2位は心臓病です。

これらはすべて心臓や脳の血管老化、つまり血行不良が原因です。

中華医学では、「望診《ぼうしん》」を重視します。

これは患者の顔、舌、耳、瞼などから病気や体質、体調などを診断するものです。

望診では、病気の前兆として血管疾患が現れるのをとらえます。

たとえば、耳たぶにシワがあれば、脳梗塞のおそれがあるという具合です。

そして詰まった血管を、漢方医療で血流改善させ、症状を緩和させます。

「血流の改善こそ、病気の根本治療である」

これは中華医学の根本概念ですが、音響免疫療法で提案している内容とまったく一致しています。

こうして、私どもは中国政府より「音響免疫療法は中華医学そのものだ。ともに協力していきたい」との理解をいただくこととなりました。

また、上海プラザホテルで行われた中国全土に向けた催しである「第8回上海国際健康産業博覧会」でも、音響免疫療法の展示を行いました。この会場には上海市のみならず、中国政府、そして中国全土から認知症予防関係者の来場がありました。

中国全土においても、鐘やドラ、チベタンボウルで古代から病を治してきた歴史的背景を感じました。「音響チェアは、チベタンボウルと同じく響きを使った療法です」というだけで、音響免疫療法が何たるかを理解いただいたことに、私は感動を覚えました。

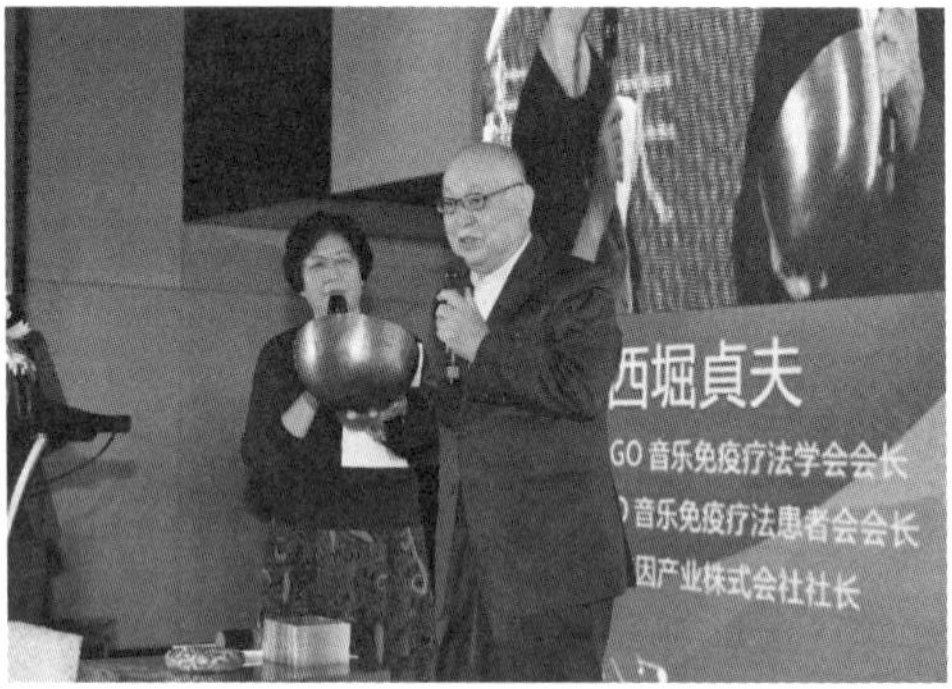

講演中の著者（右）と通訳の連さん

そんな中国の方々に、音響免疫療法は「我が国の高齢者問題を救う一大発明を成し遂げた」とご紹介いただき、講演も行いました。

私どもの内容発表に真剣に耳を傾けてくださり、万雷の拍手で受け入れていただいたことは、非常に嬉しいものでした。

中国は財力と活気に満ちあふれている

中国と聞いて、皆さんはどんなイメージを持っているでしょうか。

上海に旅行したことがある人、上海で仕事をしたことのあるほとんどの人は、「ここに暮らしたい」と言います。

それほど環境も、人の温かさも、人の才も、すべてが、素晴らしいからです。さらに、活気も生命力も満ちています。

日本で報道される中国と、実際の中国は、非常に大きくかけはなれています。

20年以上にわたり音響チェアにほれ込み、通訳と中国への技術の橋渡しを担当してくれている連さんも、日本での中国の報道を見るたびに「日本の中国のニュースはひどすぎる。日本に通って30年になるけれど、悪いところしか報道していない」と言っています。

私は、中国には何度もご招待いただき、中国の実情を目の当たりにしてきました。直近の訪問は2020年1月。現在の上海は、人の心の温かさを持ちながら、日本のずっと先を行く近代都市になっています。


上海は、アジアいちの夜景といわれ、そのきらびやかなネオンは素晴らしい迫力で、街中には巨大なモニタースクリーンが輝いています（図37）。

街中はゴミひとつ落ちていません。政府が環境都市にすべく注力しているので、清掃管理が徹底されているからです。

すべての人がスマートフォンを持ち、お金はスマホ決済による電子マネー。モバイル決済は世界一だそうです。

使われている電子マネーはアリババ（Amazonの類似サービスで、中国トップシェア）のアリペイ。観光客として、現金でお土産を買おうとしたとき、お店の人に「おつりがないから電子マネーでお願いします」と言われてしまったほど、電子マネーが行き渡っています。

タクシーを呼ぶのもスマホです。自動車は、環境問題を改善すべく、ほとんどが電気自動車になっていて、排気ガスもクリーンでした。

現在の国家主席である習近平氏は「世界トップの電気自動車大国を目指す」との政策を打ち出し、開発予算12兆円を投入。バス、バイク、トラックなど、あらゆる車種の電気自動車化を目指しているそうですから、日本とは力の入れようが違います。

また中国は社会主義ですから、すべての

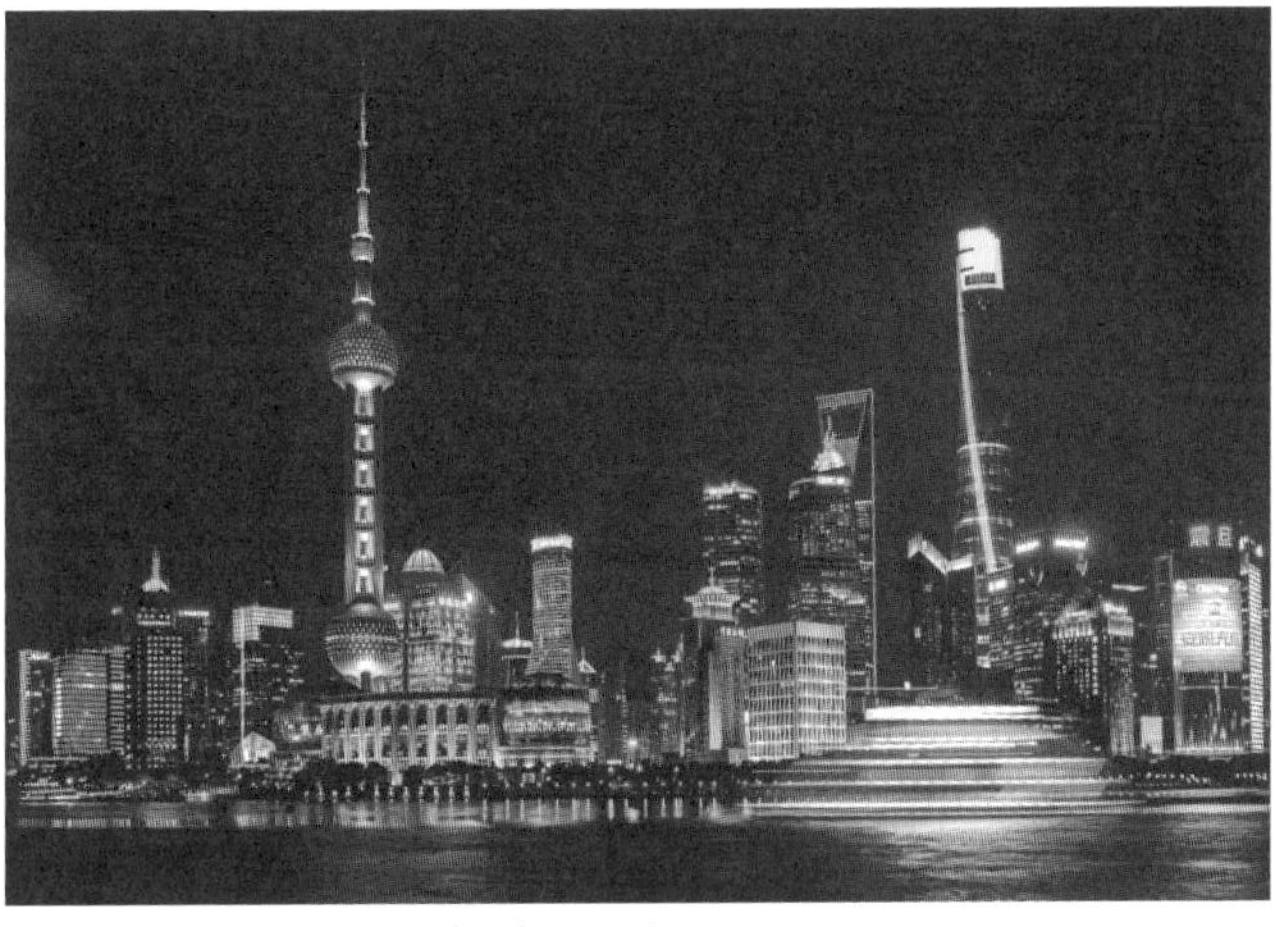

図37　上海の夜景、巨大モニタースクリーン

ものが平等に安いのです。

約600万円で人民に供給される住宅は、三階建ての豪邸。国営テレビは地上波だけで85局あり、映画鑑賞も自由。

このため若年層の購買力も大変高く、スマホ決済でどんどん購入していきます。

そして買った分はどんどん働きます。

お金も労働力も循環して、活気にあふれて豊かな印象を受けました。

日本とは、なんという違いでしょうか。

悪意に満ちた中国報道の背景

これまで世界の基軸通貨とも言われたドルは、もはや力を失いつつあります。

アメリカは自国の通貨発行権をにぎる連邦準備制度を民間会社（株式会社）が運営しています。

日本も、中央銀行である日本銀行は、特殊株式会社といわれる民営会社です。

民間会社ということは、その利益が国に反映されないということでもあります。国にお金が入ってこないのです。これでは国の財力が落ちます。

一方、中国の銀行はすべて国営です。国に入った利益は、国富として国と国民に還元されます。

これが国の財力の違いになっています。

2012年、新国家主席になった習近平氏は、それまでの汚職体質に苦しんできた政治を一掃するとして「虎もハエも叩く」というスローガンのもと、徹底した綱紀粛正を行い、体質を改善しました。

それにより、中国経済は見事に復活をとげたのです。

中国の財力を狙うアメリカは、何とかしてその力を手中におさめたい。

そのために必死で中国にちょっかいをかけていますが、中国は見向きもしていません。

そしてアメリカは属国である日本に、中国の現状を知らせないよう圧力をかけて情報統制しています。本当のことを伝えたくないのでしょう。

これが私たちが本当の中国を知ることができない背景です。

中国政府が音響免疫療法を採用した経緯や、音響チェアについての詳細は『なぜ中国は認知症に「音響チェア」を導入したのか?』(船瀬俊介著　徳間書店)に詳しく書かれています。

これは船瀬氏の渾身のシリーズ「波動医学3部作」の第3部として書かれたものです。大変読みやすく書かれていますので、ぜひご一読ください。

第5章

特別寄稿
自己免疫力を高めると
「コロナ」も「がん」も
予防できる

田中良基（医師）

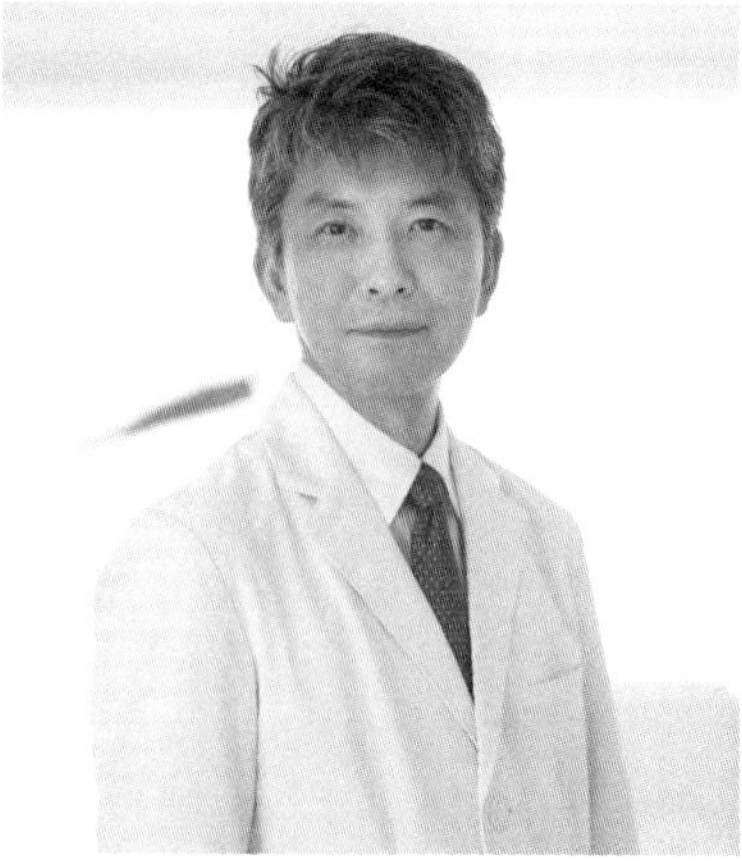

田中良基（たなか　よしき）

笹塚田中クリニック院長。内科医。東京女子医科大学消化器内科入局を経て、2000年に笹塚田中クリニック開業。これまでに延べ4万人以上の内視鏡検査を行い、がんの早期発見につとめる。

近年がん患者の急増を受け、受け身の立場での治療だけでなく、がんの予防法を含めた「予防医学」の普及が大切であると感じ、がんの予防、健康を回復するための知識を広める講演活動も行っている。

がんもコロナも、すべての病気は予防できる

私は消化器のがんを専門として、これまでに4万人以上の内視鏡検査を行ってまいりました。その経験の中で近年、がんにかかる人が増えてきていると感じました。

この実感は数字として顕著に表れていました。

アメリカのがんによる死亡者数は1990年をピークに低下しており、その数は10万人中173人。それに対して、日本では10万人中351人。アメリカの2倍以上の死亡率になっていたのです（WHO Cancer Mortality Database）。

この事実から、私はがんになってからの治療だけでなく、がんそのものを減らすことが急務だと考えました。そしてがんにかからないための知識を「予防医学」としてまとめ、現在その普及をしようとしています。

あまり知られていないことですが、がんは、ご自身で予防することができます。

がんだけでなく、すべての病気は、予防することができます。

これは言い換えると、自分の力で、病気にかからないようにできるということです。

それは世界的大流行をみせる未知のウイルス・新型コロナであっても同じです。

がんを発症させないことと、未知のウイルスを発症させないことは、根本的に同じしくみを持っているからです。

免疫力は防御力

これまで長く「がん」という病気と向き合ってきて見いだしてきたがんの予防策は、新型コロナ対策にも非常に役に立ちます。

なぜなら予防において重要なのは、自己免疫力だからです。

それでは自己免疫力とは何かということになりますが、免疫力とは、言い換えると「身体の防御力」といえます。自分を守る力です。

サッカーや野球などのチームスポーツを見ると、オフェンス（攻め）とディフェンス

（守り）のどちらもが機能して、はじめてチームプレイが成立します。

各器官のチームプレイで成り立つ身体にも、同じように、攻撃力と防御力が備わっていて、それぞれが連携してはたらくことで、日々健康な生命を維持しています。

免疫力とは、この防御サイドの力です。

このように、日々はたらいている身体が病気になったとき、どのように治すかということを考えてみますと、医療の面では「病原を攻撃する治療（攻撃）」と「自己免疫力を高める治療（防御・予防）」の2つがあります。

しかし日本では、病気が発症した後、病気にどう対処するかという「病原を攻撃する治療」しか認められておらず、病気が発症する前に未然に防ぐ「自己免疫力を高める治療」は治療法として認められていない現状があります。

ですから、現在の医学部でも「免疫力を高める方法」「病気にかからないよう健康を保つ方法」という防御側の医学については教えていません。そのために、私も予防にかんする知識は、すべて独学自力で学んできました。

このように日本の現代医療では、免疫力を高めることについては医者が触れないので、皆さんにほとんど知られていないという状況があります。

しかしトータルな健康を考えたときには、攻撃力だけではなく、身体を守る防御力の両方を見ていくことが大切です。

健康の究極は赤ちゃん

「自己免疫力を高める」「健康を保つ」というと、どこか漠然と聞こえますが、健康な身体の目指すものが何かということを考えると、理解しやすくなります。

「人を健康にする」という考え方の中には、美容やアンチエイジング（若返り）という考え方が入ってくるのですが、究極のアンチエイジングが何かといえば「赤ちゃんに戻す」ことです。美容面から見ても、赤ちゃんほどキレイな肌はないわけですからね。

これは健康についても同じことがいえます。生まれたばかりの赤ちゃんは、健康そのもの。免疫力が非常に高いのです。つまり「健康」も「アンチエイジング」も、赤ちゃんと同じ状態に戻そうというのがコンセプトになります。

健康のためには「赤ちゃんはどういうふうになっているのか」を研究すればいいということになるのですね。

赤ちゃんの体温はどうなっていますか？　体温は高いですね。平熱が37℃ぐらいあります。だから免疫力も高いし、元気だし、病気にならない。健康な身体というのは、体温の高い赤ちゃんの身体に戻しましょうよということなのです。

女性の生命力の強さに気がついて！

実は、赤ちゃんをはぐくむ母体である女性も、免疫力が高いのです。

新しい病気が流行すると、死亡率が高くなるのは男性です。

今回の新型コロナでも、死亡者の男女比率は、男性：約73％、女性：約27％。つまり男性の死亡率が約3倍となっていました。それほど、男女では生命力が違うということでもあります。

これは、染色体が関係しています。

女性は染色体がＸＸ。男性はＸＹです。

人間の基本は女性のＸＸです。染色体から見ると、男性は女性の奇形としてとらえることができるのです。

生物学術的視点から見ると、奇形のものよりも基本のもののほうが生命力は強いのです。

生命は、母体が基本となるために、もともと女性の方が強くできているのです。

赤ちゃん、平熱の高い小さいお子さん、そして女性は、そもそも免疫力が高い。未知のウイルスが流行している現在、この事実を知って、まずは安心をしてほしいと思っています。

後から述べますが、安心することは免疫力を高める重要な要素でもあります。

女性から健康を広める

ここでお伝えする内容は、ぜひ女性の皆さんから、旦那さんやご家族に知らせてあげてほしいと思っています。

男性は、健康に興味があるようにできていません。

私は、自己免疫力を高めるというような健康についての話は、女性にしか響かないという実感を持っています。実際に予防医学のセミナーを開催しても、来てくださるのは圧倒的に女性の方々。9割以上が女性です。

男性が健康に興味がないのには、生物学的な理由があります。

原始時代から、男性は外に狩りに、女性は住居で子供と待っていたわけです。

もしこの時代に、男性が「健康」への興味が高ければ、身体への危険をともなう狩りになど行けなくなります。ケガが怖いと思えば、熊などの猛獣とは戦えないですから。

そして無事に獲物を獲って戻って来ることができた遺伝子だけが、現在残っているわけです。

また、狩りの最中、ケガを負ったために恐怖を引き起こして動けなくなるのも困るので、ケガをしてもそれを無視して痛くないと思ってしまうような遺伝子も持っています。

このようにして男性脳（闘争脳）は「ケガをするのは怖くない」「病気は怖くない」「健康に対する興味がない」という考えを持つようになりました。長い時間をかけてそのような思考をする遺伝子の男性が生き残ってきたのです。

特に、社会的に成功しているような男性は男性脳が活発ですから、健康には絶対に興味を向けないという構造になっています。

男性が健康に興味がないのは遺伝子的なものですから、ある意味ではしかたがない。自分がちょっとぐらい調子が悪くても、なるべく身体をかえりみないのです。

私のクリニックでも、がんが末期になってから来院するのが男性です。しかも自分で来るのではなくて、奥さんが「あなた、こんなに調子が悪いんだから」と無理やり引っ張ってきて、検査してみると末期だったという人が大変に多いのです。

それに対して女性は、食料を持ってきてくれる男性がケガや病気をすると、自分と子供が食事を得ることができなくなり、最悪、餓死の危険性も出てきます。つまりパートナーのケガや病気は、自分と子供の生死にかかわってしまうのです。

そのため、家族の健康には非常に大きな関心を寄せます。ケガや病気をすれば看病をしますし、健康を維持する話にはとても興味を示します。

また、男性はよい情報は人に教えない、独占するという傾向があります。これも狩りで勝つために育った傾向です。ほかの人に狩場を教えたら、ターゲットを取られてしまうわけですからね。

一方、女性は家族を守る力をはぐくんできたために、コミュニティを大切にします。井戸端会議が大好きなことからもわかるように、よい情報はどんどん話して広げ、共有します。当院に来てくれる患者さんも女性同士の口コミでいらっしゃる方がとても多いです。情報を伝えるのが得意で好きなのは女性の遺伝子です。

ですから、ご自身のためにも、そしてご家族のためにも、まずは女性の皆さんに予防医学の考えを知ってほしいと思っています。

がんと新型コロナの共通点

◎がんと新型コロナの発症の比較

私は自己免疫力を高める情報をお伝えするときに「頭脳はクールに、心は穏やかに、体温は熱く」この3つの状態を指標にしてくださいとお伝えしているのですが、これは簡単に言うと、正しい情報を知ること、安心すること、体温を上げることの3つを念頭に置くといいですよという意味合いです。

今回の新型コロナの流行においても、まずは頭脳をクールに保とうということで、私自身、ウイルスの特性情報を集め、調べました。

すると、「がん」と「新型コロナ」には、たいへんよく似た共通点があることがわかってきました。

これは皆さんの興味も強い情報だと思いますので、このトピックを使って免疫力を考えていきたいと思います。

◎新型コロナの特性

新型コロナには、ほかのウイルスにはみられない特徴がありました。

それは、「単体ではウイルスの力が弱い」、「体内に長くとどまる」という2点です。

・単体ではウイルスの力が弱い

たとえばインフルエンザウイルスは、半日～1日で発症します。

しかし新型コロナは、9日～2週間の潜伏期間があるといわれています(2020年4月時点)。つまり潜伏期間が非常に長いのです。

これは新型コロナが「弱いウイルス」だということを示します。

短い期間で一気に発症するようなウイルスは、増える力が高いために一気に増えることができる。つまりウイルス自体が持つ力が強いといえます。

一方、潜伏期間が長いということは、急速に増える力がないわけですから、弱いウイルスといえるのです。

・体内に長くとどまる

このウイルスは生きている時間が長いことがわかっています。

インフルエンザウイルスの場合、金属の上に付着すると4〜6時間で死滅して、感染しなくなります。

しかし新型コロナの場合は、アメリカでの検査では金属の上で2〜3日、ドイツでの調査では8〜9日生き延びたという報告が上げられました。またダイヤモンド・プリンセス号の調査では、17日後に船内にウイルスが残っていたという事例もあります。

・免疫力が落ちる&ウイルス量の増加で重症化

では、弱いウイルスなのに重症化した人が出たのはなぜなのでしょうか。

ウイルス（病原）は、少量であれば人間の免疫力で処理できます。

しかし、弱いウイルスでも、大量に一度に身体に入ってこられるとその力は増します。

そこで体調が悪くなり免疫力が下がると、菌を殺す力が追いつかなくなり、重症化するのです。

これは、イタリアの医療関係者の感染例を見るとわかります。

医療関係者は常にウイルスに感染している人を診ていることもあって、普段の免疫力は高いほうです。けれどもイタリアでは医療関係者に亡くなる方が多かったのです。

これはウイルス濃度の高い病院内に長時間いたこと、患者の増加で睡眠時間などが減りストレスが増加、結果、免疫力が下がったことが原因で、重症化したものと考えられます。

まとめると、

・たくさんのウイルスが、まとまって体内に入る
・身体が弱っている（免疫力が落ちている）

この2つが同時に起こるときに、重症化が見られるのです。

◎がん発症のしくみ

がん細胞は、健康な人であっても、毎日5000～1万個が、体内に生まれています。

しかし、体内にあるナチュラルキラー細胞（NK細胞）が殺してくれるので、普段はがんが発症しません。

ただし、免疫力が下がって、NK細胞が殺しきれなかったがん細胞が体内に残って蓄積すると、がんとして発症してきます。

体内にウイルス量が増えて、免疫力が下がったときに重症化する新型コロナとよく似ていますよね。

つまり、がんもコロナも、発症のカギを握るのが「免疫力」ということになるのです。

では、具体的に、何をどうすると免疫力が上がるのでしょうか？

自己免疫力を高めるとは？

自己免疫力を高めるためには、

◎環境

◎心・精神

◎身体

この3つの温かさ（エネルギーがある）が重要なのです。

免疫力とは防御力だと述べましたが、人間の防御力を考えるときに、身体だけにアプローチしても高められないものです。

人間は、ほかの動物とは違って、精神や心が占める部分が大きく、周囲の環境との関係性も大切だからです。

健康とはエネルギーの充足です。

逆に、病気とは、エネルギーの不足から起こります。

環境、心・精神、身体の3つすべてにエネルギーが満ちていれば、病気にはかかりません。

そしてこの3つにエネルギーを満たすにはどうしたらいいのかと考えるのが、免疫力を具体的に考えるときのポイントになるのです。

免疫力を上げる具体的な方法・デトックス

◎身体から毒素を出す

年齢が増すにつれ、体内には毒素がたまります。

老化とは、毒素の蓄積によるものです。

がんは、老化現象の最終段階と考えられます。

逆に、毒素が身体から出ていくほど、肌や内臓など身体の機能が、生まれたときの最高の状態に戻っていきます。


がんは、毒素（発がん物質）が体内にたくさん入ってくることによって、正常細胞が異常を起こしてがん細胞になり、それが増えることでがんとして発症します。

私は、毒素を「ゴミ」にたとえます。発がん物質という毒素（ゴミ）が、正常細胞の中に入り込んで遺伝子を傷つけて変形を起こし、ミトコンドリアを壊し、異常細胞（がん細胞）になります。

つまり、ゴミをため込んでいるのが、がん細胞というわけです。

体内にゴミがなければ、がんにはなりません。そのため毒素を体外に出す、いわゆるデトックスがしっかりできれば、がんを予防することができるのです。

また体内にあるゴミは、エネルギー循環も邪魔します。ゴミを取り除くことでエネルギー循環もよくなります。

ちなみに、がんは、ミトコンドリアの遺伝子異常によりミトコンドリアが産出するエネルギーが使えないために、解糖系エネルギーで増殖します。そのため糖質を大量に必要とします。

このため、糖質が少ないと、がんの繁殖力は落ちます。

ですから、身体に必要以上の糖質を控える糖質制限は有効です。

またがん細胞は酸素を嫌うため、体内酸素を増やす深呼吸や腹式呼吸も有効です。

◎がん細胞の鉄のよろいをデトックス

がん細胞は、体内にあるＮＫ細胞などの「免疫細胞」による攻撃で死滅します。このとき、「免疫細胞」は、がん細胞を酸化させるという方法で攻撃します。

がん細胞は、この攻撃を防ぐため、鉄イオンでよろいを作ります。身代わりに鉄イオンを酸化させることで、防御するのです。そのため、がん細胞のまわりには鉄イオンの壁ができます。

音響チェアは、磁力によって、体内の鉄イオンを直接振動させることができます。鉄イオンは、振動によって発熱します。

音響チェアでは、がんを持っている人や、血液のがんである白血病の人ほど高熱が出る事例があるそうです。これは鉄のよろいが発熱しているための高熱と考えます。がん細胞は39・6℃で死滅します。よろいである鉄イオンが発熱すると、その中にあるがん細胞は、熱によって細胞膜がやぶれ、中にあった毒素が血中に排出され、次いでゴミとして体外に排出されます。

がんを持っている人が発熱すると、このようなデトックスが起こるので、「がん臭」と呼ばれる独特の匂いがします。

一般的には、腫瘍の大きさにまで育ったがんを死滅させ、発熱によって体外にデトックスするのはなかなか難しいのが現状です。「がん臭」は、なかなか出ないものなのです。

そのため音響チェアのような形で発熱を促せる装置は貴重だと思います。

◎音響免疫療法との出会い

私が音響免疫療法に出会ったきっかけは、友人が末期がんにかかり、亡くなってしまったことです。

そもそも私は、がんを治療したいという思いがあり、がん患者の多い大学病院の消化器内科に入局しました。そしてがんの早期発見をになう内視鏡検査を専門にしました。

大学病院というのは、担当が専門パートに分かれているので、私が内視鏡でがんを発見すると、手術担当の外科に紹介して引き継ぐという形をとります。ですから外科に紹介するまでが私の仕事でした。当時、私は医師として西洋医学を強く信じており、外科に紹介した患者さんは、紹介先で治療を受け、治っているものだと考えていました。

その後、私は自分のクリニックを開業することになりました。開業後も大学病院時代と同じように、内視鏡でがんを見つけ大きな病院へ紹介していました。

しかし、開業したことで初めて、それまで自分が、がん治療の一部分しか担当していなかったことを目の当たりにしたのです。

ある日、患者さんが希望した病院に紹介したところ「全身に転移がみられ手術ができないので、病院ではなくホスピスを紹介するように」と患者さんが戻されてきました。

がんを発見しても、手術も治療もできないという現代の医療状況に、私は西洋医学の限界を感じるようになっていきました。

そのような状況のときに、海外に住む30代の友人から「下血をした」との連絡が入りました。帰国してもらい検査をしてみると、大腸がんとがんの全身転移がみられました。

私はすぐに友人が希望する病院に紹介をしましたが、全身転移のために手術はできませんでした。抗がん剤による治療は行いましたが、その甲斐なく、友人は半年後に亡くなりました。

これをきっかけに、私は自分が行っているがん治療や西洋医学そのものをかえりみることにしました。

日本でのがんの現状からすると、健康診断などでがんの早期発見をしてがんを減らすという方針が失敗に終わったことがわかります。日本のがん患者数が、2019年には102万人、がんによる死亡者数は38万人と増え続けているからです。

その上、昔は少なかった若い人のがんが増え続けています。

このまま、「がんになってから治療する」という現在の治療方針を続けていては、がんによる死亡者は増え続けることになります。

さらに現在日本で可能ながん治療法は、手術、抗がん剤、放射線療法の3つのみです。選択肢があまりにも少ないこの状況では、末期がんの患者や、その家族に希望を持たせることはできないと痛切に実感しました。

また最新医学では遺伝子治療の取り組みがはじまり期待が高まっていましたが、実際には「元の遺伝子が同じはずのクローンに個体差が生まれる」という事実があります。これを知った私は「遺伝子操作だけでは病気を解決できないのではないか」との見解に至りました。

こうして私は西洋医学以外の治療法を模索しはじめました。食事療法、東洋医学、温熱療法、音楽療法、音響療法、量子医学など、たくさんの療法を学びました。

この中で、主に海外で行われていた、

・量子物理学をもとにした量子医学
・環境が遺伝子に影響を与えるエピジェネティクス理論
・肉体的行動を先に変えることで精神状態を変えることができる行動心理学
・イギリスやドイツで行われていた五感に刺激を与えて病気を治す試みの中で、音の周波数や、水中スピーカーと音楽を使って水を伝播する周波数を使った治療などにひかれ、集中して学びました。

中でも「水中の音波を使った療法」に最も興味をひかれました。そして日本でも同種の研究がされているところはないかと探したところ、出会ったのが音響免疫療法でした。

◎音響チェアのデトックス力の高さを実感

私は音響免疫療法の要である「音響チェア　羊水の響き」を2年ほど自分でも使用し、音響がもたらす免疫力について研究しています。

音響免疫療法で身体が改善するのは、次のような身体機能の向上があるためと考えています。

・振動による血流増加
・全身にいきわたる酸素量の増加
・老廃物の燃焼
・腎臓の排泄向上
・発汗増加

・腸蠕動《ぜんどう》運動の増加、それによる腸の排泄活動の増加
・振動によるホルモンの増加
・身体の深部（心臓などの臓器）の体温上昇
・リンパ流の増加

そして研究と同時に、自分の身体が音響チェアの恩恵を受けていると感じています。中でもとくに、デトックス力の高さを感じています。

私は毎日、仕事が終わってから2時間ほど音響チェアで音楽を聞いています。水分をしっかり摂ってから音響チェアに座って音楽を聞くだけなのですが、体温が上がって汗は出るし、尿も便も出やすくなる。呼吸も深くなり、深い睡眠に入ってしまいます。

人体には、デトックスのルートは4つしかありません。汗、尿、便、呼気の4つです。音響チェアにより、このいずれのルートからも、溜まっている毒がたくさん抜けていく実感があります。

◎正常細胞のきれいな振動を形で見る

写真（図38）をご覧ください。

これは、がん細胞と正常細胞の出す「音」を原子間力顕微鏡で比較したものです。

２０１９年にアメリカの科学誌「ウォータージャーナル（Water Journal）」に掲載された、ソノサイトロジー（sonocytology　音響細胞学）の研究による、がん細胞と正常細胞の「音」を比較するという新しい方法を使って撮影された写真です。

現れている模様がまったく違っています。

がん細胞（右）は、形が乱れています。

正常な細胞（左）は、美しいキレイな模様です。

本来、細胞というのは、このように美しい形・美しい音（振動）を出しているのです。

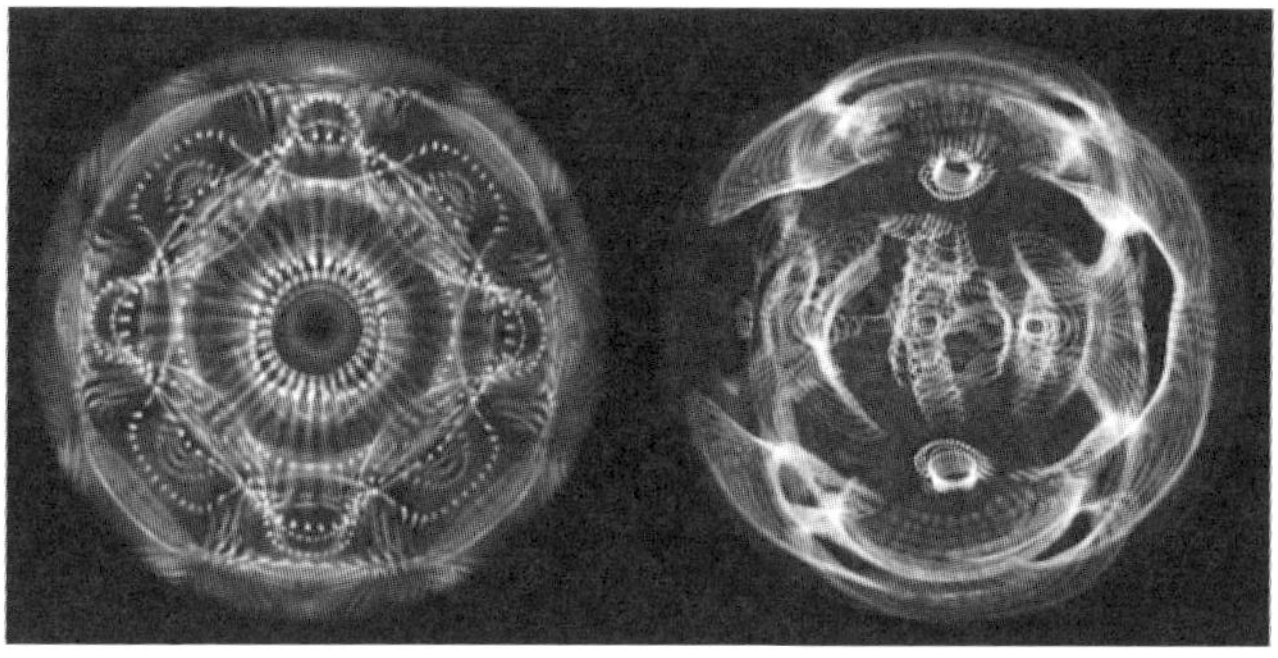

図38　正常細胞（左）とがん細胞（右）の出す「音」の比較写真
（出典：http://waterjournal.org/volume-11/reid-summary）

しかしこの中に、別の物質（毒素）が入ってきてジャマをして、その美しい振動を乱してしまうのです。

この形を乱すものが、前述したゴミ（毒素）です。

音響チェアは、音楽を使って体内に倍音・共鳴を幾重にも起こすことで振動を生み出すしくみですが、その倍音から生まれる振動の広がりは、耳に聞こえない超音波や、細胞の形のもととなる周波数にまで至るそうです。

そういった周波数が細胞の形に影響を与えることは、西堀先生のページにあるクラドニ図形（43、44ページ）を見てもわかります。

音響免疫療法学会では、がんの改善事例の臨床データをたくさんお持ちですが、図38の写真を見ると、音が病気と健康に密接にかかわっているということが、視覚的に理解いただけるような気がします。

免疫力を上げる具体的な方法・よい波動の中にいる

もうひとつ、正常細胞が出すような振動の中にずっといると、異常細胞も同じ振動に戻されていくということができます。これは波の性質によるものです。

音響チェアの特性のひとつに、ゼロ磁場を生み出すということがあります。実際に、音響チェアのまわりでは、方位磁石の向きがバラバラになります。

ゼロ磁場というのは、磁力が強まる場所のことだと西堀先生はおっしゃっていますが、私にとってゼロ磁場のイメージは、正常細胞の持つ波動が漂っている場というものです。この波動が漂う場所にいることで、乱れた波動が、正常な波動に戻っていくというイメージです。

最先端の科学である量子物理学を利用した量子医学という視点から見ると、この「波動」について解説できるのですが、難しくなってしまうので、ここでは割愛します。

免疫力を高めるには「環境」が大切だとお伝えしましたが、正常細胞の持つ美しい波動が漂う場所にいることも、またひとつの大切なポイントだと考えています。

免疫力を上げる具体的な方法・熱を上げる

◎NK細胞は熱で活性化する

免疫力を高めるためには、環境、心・精神、身体、この3つが温かい（エネルギーがある）状態を目指すと述べましたように、免疫力を考える上で大切なのが熱の力です。

前述の「ナチュラルキラー細胞（NK細胞）」は、がん細胞やウイルス、細菌といった病原を攻撃し、抗体をつくって身体全体を守ります。

このNK細胞は、熱で活性化します。

西堀先生もおっしゃっていますが、体温が1℃高いとNK細胞の活性が3割ほど高くなることもわかっています。

子宮がん細胞の増殖実験では、体温39・6℃で、完全にがん細胞が死滅します。

一方、がん細胞は、体温35℃台で増殖率が非常に高くなります。

数多くの実証実験から、体温を上げることが免疫力を高めるカギになっていることがわかっているのです。

◎体温が起こるしくみ

これはおさらいになりますが、体温というのは、血液の中にある赤血球が血管の中を通る際、血管の壁とこすれて摩擦を起こし、そこで生まれる摩擦熱がもとになっています。

身体の血管の9割以上は毛細血管で、毛細血管は、赤血球より直径が小さい場合もあるのです。しかし赤血球は座布団のような形をしているので、その狭い中でも自らを折り曲げて通ってしまいます。こうすることで摩擦熱が起こります。

また赤血球は鉄でできているので、生体電気の流れる体内を通ると、赤血球は磁気を帯びます。これによって電気と磁気が相互に高め合い、血流がよくなります。

血流がよくなると、このプロセスがどんどん加速していきます。

このため、よくいわれるように、血流がよくなると、体温が上がるのです。

◎ウイルス等は熱に弱い

外からきたウイルスや細菌は、熱に弱い特徴があります。だからこそ、人間は風邪を引くと熱を上げます。

熱が出ると苦しいのですが、しかし身体から見ると、無駄に上げているわけではありません。必要だから上げているのです。自分の免疫力を上げて、ウイルスを排除するために体温を上げているわけです。

ヨーロッパでは、新型コロナにかかった人が解熱剤を飲んで一気に重症化してしまった、そういう人が多かったと発表されました。そこで調査したところ、解熱剤を飲むと体内のウイルスが10倍に増えていたということでした。

解熱剤を飲んで熱を下げれば、そのときは身体が楽になるかもしれませんが、実は、解熱剤を飲んで本当に楽になるのはウイルスのほうです。熱を下げると、ウイルスを殺す力が下がってしまいます。するとウイルスは喜んで増えます。

新型コロナに感染したら解熱剤を飲んではいけないということは、日本でもニュースになったので、ご存知の方もいるでしょう。

私は普段から「発熱は免疫作用だ」とお伝えしているので、発熱の効用はどこか常識のような気でいたのですが、一般の方にとっては熱と免疫作用とがあまり結びついていないのだと改めて認識させられました。そしてまた、自己免疫力についての知識を、より多くの方に広めていく必要性があると感じました。

◎音響チェアは体温が上がることがポイント

胎児は、お母さんのおなかの中に入っているあいだ、その体温を38℃に保ちます。胎児が体温を保つしくみを研究し、再現したのが音響チェアということです。

実際このイスに座ると体温が上がります。背骨から大きな音の振動で全身が揺さぶられるので、身体の中から全身くまなく温まります。そのため汗が多量に出てきます。

免疫力を高めるのに、お風呂に入るのがいいと聞いたことがある方はいるかと思います。お風呂というのは、大体42〜43℃の水温にして入ると思いますが、湯船につかって体温が40℃近くになれば、がん細胞は39・6℃で死滅しますから、湯船につかるのも有効だということがわかります。

しかしそれは、がん細胞が直接、その温度になったらということです。湯船に少し入った程度では、体表から1〜2センチ程しか温まりません。ゆっくりと身体の奥まで温まるほど、がん細胞にその熱が届くようになります。ですから、熱いお湯ではなくても、39℃程度のぬるめのお湯に長く入って身体の芯を温めるというのは大事なことなのです。

がんにかかった患者さんたちを診ていると、温めることの大切さを実感します。がんにかかる人は、それまでの生活習慣が、冷たい飲み物や食べ物をとって、入浴はシャワーで済ませている人が多く、平熱が低体温だったという方が多くみられます。がん細胞は35℃台で増殖します。

最近、シャワーしか浴びないという人がとても増えています。体表がきれいになればいいと思っているのでしょう。しかしゆっくりと湯船につかるというのは、きれいにするという面ももちろんあるのですが、それよりもどちらかというと体温を上げて免疫力アップをする意味合いが大きいのです。

免疫力を上げる具体的な方法・エネルギーを補給する

◎エネルギーは五感から入る

身体にエネルギーが不足すると、病気になります。

そのエネルギーはどこから入るのかというと、まずは五感、つまり感覚器官から入ります。

五感は、視覚、聴覚、味覚、嗅覚、触覚ですね。目、耳、口、鼻、全身の皮膚。

光というのは、周波数で表されるように振動です。音も振動です。

振動の中でも、光をとらえるのに特化したのが目（視覚）。

光より低い振動である音をとらえるのに特化したのが耳（聴覚）です。

このように五感を見ていくと、五感の中でも身体感覚のベースになる感覚が「触覚」だということがわかります。皮膚というのは、五感のすべてを感知できる感覚器だからです。

盲目の人は、手を使って、色を識別できるそうです。色だけではなく、音も、匂いも、味もわかるそうです。つまり、五感のすべてを感知できるのが皮膚（触覚）なのです。

触覚とは、皮膚への刺激。それはすなわち皮膚に触れる振動です。振動は波ですから、揺れて動いています。振動とは動きそのものですから、振動はエネルギーということができます。

音響チェアは、イスに座って音楽を聞きますが、そのときに音で身体が震えるほどの振動を感じます。

これは、触覚から全身に振動エネルギーを入れているといえるでしょう。

◎振動・触覚とホルモン分泌

また、触覚から入る振動は、ホルモンの分泌にも影響があるというデータがあります。

ホルモンは神経伝達物質のひとつで、心のはたらきにも作用します。

タッピング（東洋医学のいうツボをトントンと叩いて刺激する米国の療法）では、オキシトシンというホルモンが活性化するというデータがあります。ツボへの刺激はホルモンを活性化させるのです。

オキシトシンは、別名「幸せホルモン」「愛情ホルモン」と呼ばれる神経伝達物質です。これは、嬉しい、楽しい、気持ちいいと感じたときに放出されます。本来は母親が母乳を出すためのホルモンでもあります。

音響チェアは、神経の中枢である背骨（脊髄）を刺激して、このオキシトシンをはじめ、エンドルフィンなどのホルモン分泌がとてもよくなると考えられます。そして実際にそれが実感できます。

ホルモンは、気持ちや精神に非常にかかわりが深いので、分泌されると気持ちがパッと変わります。疲れているときに音響チェアで音楽を聴くと、本当に元気が出ます。疲れが取れます。気持ち良くてあっという間に眠ってしまい、すっきりします。

それはなぜかというと、エンドルフィンやオキシトシンといったホルモンが分泌されることによる効果だと思っています。

音響チェアでは自分の好きな音源が楽しめますが、疲れているときには、特に低音のものが効果的だと考えています。

免疫力を上げる具体的な方法・心を穏やかに保つ

◎気力と治癒力

患者さんがご自身ががんにかかったと知るとき、つまり目に見えるほど大きながんが自分の身体にできてしまったということに患者さん自身が気がつくと、それだけで患者さんは、精神的に大きなダメージを受けてしまいます。

がんにかかったというだけで無気力になり、免疫力を高めて自分で治そうという気力がなくなってしまう患者さんは大変に多いのです。

精神的なダメージというのは、免疫力を低下させる最も大きな要因です。

ですから、私は「予防こそ最も大切である」と伝えていきたいと思っています。

今までの医療におけるがん治療は、目に見えるまで大きくなったがんを攻撃するという手法でした。

音響免疫療法は、目に見えないがんにも、すでに大きくなってしまったがんにも、どちらにも効果があります。

目に見えるほど大きくなる前に、がんにならないようにするためには、ご自身で自己免疫を活性化することが最も有用です。

◎寿命にも「人間関係」が大きくかかわっている

免疫力には、心・精神の在り方がかかわってくるということは、実感としてはご理解いただけると思いますが、実際に調査データとしても出ています。

名古屋大学の研究で、がんには心の作用が大きいということがわかっています。

これは、がんの告知があった後に、再来院する患者の動向を調査したものです。

再来院の際、家族と一緒に来る人と、一人で来た人では、その寿命が2倍違うという結果が出たのです。

これは、心配してくれる家族がいる、付き添って一緒に来てくれるという精神的なケアがあるのか。または家族のサポートがなく、単独で来院したのかの差という意味が含まれています。

家族、親しい人からのサポートがあるだけで寿命が2倍違うということ。これは人間関係がいかに健康にかかわってくるかを示しています。

◎緊張が血流や身体の機能を下げる

人と話していて嫌なことを言われたり、嫌な目に遭う。すると免疫力は落ちます。

これはなぜかというと、身体が緊張するからです。

身体には、臓器などを自動で動かしている自律神経があります。自律神経は、交感神経と副交感神経という2つの神経がバランスをとることで作動しています。

緊張すると、交感神経が優位になります。

リラックスすると、副交感神経が優位になります。

嫌な人と一緒にいると、緊張します。そして人間関係で緊張が続くと、交感神経と副交感神経のバランスが崩れて、交感神経が優位になります。

交感神経には血管を収縮させるはたらきがあるので、血流が悪くなります。すると体温が下がってしまいます。結果、免疫力は落ちてしまいます。

人間関係というのは、学校や家族、職場など、長くいる場所で起こるため、すぐに人間関係を変えるというのが難しい場合も多々あります。すると長く緊張が続くことになります。

◎病気の原因の9割は人間関係?!

私の個人的な考えですが、病気の原因の9割は人間関係にあると思っています。

人間の身体に出入りするエネルギーは、大きく分けると、宇宙からのエネルギー（太陽、天体）、地球からのエネルギー（磁場、植物、食べ物、地熱、気温）、人間からのエネルギー（人間関係）の3つがあると考えますが、この中でも、人間関係の中で起こるエネルギー交換が一番強いと考えています。

たとえば、免疫力を高めるのには腸内環境も重要ですから、腸に良いものを食べるのはとても大切です。

しかし身体にとって、いくら栄養があるものを食べたとしても、人とケンカをしたり、人に恐れをいだいたりすれば、交感神経が優位になり、消化力が弱くなるため、その食べ物は消化できなくなります。

大きなストレスがあると、胃腸が動かなくなって、消化液も出なくなるのです。

たとえば、いいお肉を食べたとしても、ストレスで消化液がうまく出ない状態で、ずっと胃の中に消化されないお肉がある。するとどうなると思いますか？

胃の中は大体37℃ぐらいです。真夏の窓際にお肉を放置されるのと同じように、肉は腐ります。胃の中で消化されない肉は腐るのです。そして腐った状態で吸収されていきます。腐ったものは毒ですから、結果的に食中毒と同じようなことになってしまいます。

ストレスがなければちゃんと消化するのに、ストレスがあると途端に、こういうことが起こります。つまり、どんなに栄養のあるものを食べても、腐ったものを食べるのと同じことになるのです。

◎本来、人間の免疫力は強い

逆に、楽しく明るく元気なとき、人間の免疫力は高くなります。

災害や飢饉や疫病があっても、人類はここまで生き延びてきたわけですから、毒など少々悪いものが入ってきたとしても、人間の身体にはそれに対応するだけの力が強くあるのです。

免疫力が高くなければ、何百万年も人間が種として存続していないはずです。未知のウイルスにも、人類は進化しながら対応してきています。そして人類は生き残っているわけです。生き残ってきた人類の遺伝子を引き継いできた我々は、新しいウイルスや病原に対する免疫力というものを必ず持ち合わせているし、ウイルス側が遺伝子変異をしたとしても、人間も遺伝子を変えてそれに対抗するようにできています。

しかし、不安やストレスばかりに注意を向けていると、その遺伝子の動きを妨げてしまうことになるのです。

◎最新うつ病治療にみる人間関係を好転させる力

音響チェアを、自閉症や発達障害の子供たちに使用して効果を上げている小児科の先生がいます。

また、うつ病を患う方にも、音響チェアが使用されて効果を上げているそうです。

122ページにあるように、2012年に放映されたNHKスペシャル「ここまで来た！　うつ病治療」では、磁気を使ったうつ病の治療が、最新療法として紹介されていました。簡単に説明すると、脳に磁気をあてて、うつ病を治すというものです。

音響チェアは、イスに発生するゼロ磁場で、体内の生体磁気が高まるため磁気を使ったうつ病治療と同じことが、脳だけでなく全身に適用されるとのお話でした。

うつ病の方は、音響チェア1回3時間ほどの利用で、表情がやわらかく変わってくるといいます。脳内ホルモンの分泌が変わり、精神的に大きく影響を与えたことが想像されます。表情がやわらかく変われば、それは人間関係に影響を及ぼします。

◎安心と笑いは免疫力を上げる

新型コロナは未知のウイルスということで、クリニックにいらっしゃる患者さんも、皆さん「怖い、怖い」といいます。特にお年寄りの方はそうおっしゃいます。

不安や恐怖は、病気にとても関連してきます。

病は気からという諺《ことわざ》は本当のことです。気持ちで病気が治るなら医者なんかいらないと昔はよく言われていましたが、現在では、気の持ちようが病気に関連があると実証されています。

「NK細胞は笑うことで増える」という検証は、吉本興業と筑波大学が協力した研究で2003年に証明済みです。笑っただけでがん患者のNK細胞が3割増加したということです。これを逆にいえば、不安になると3割ぐらいは減るということにもなります。

NK細胞は、笑うことのほかに、楽しむこと、日光浴、よい人間関係、体内循環のよさ、などが大好きです。

NK細胞はがんの天敵ですから、NK細胞を増やしてあげるとよいのです。

未知のウイルスの流行時には、どうしても不安が強くなりますが、しかし必要以上に不安になってしまうと、免疫力が下がってしまいます。

情報を収集することは必要ですが、冷静に判断して心を落ちつけてほしいと思います。

がんも、未知のウイルスも、恐れることはない。安心して、免疫力を高めて健康でいてほしいという願いのもとにこれらの話をお伝えしています。

自己免疫力を高める3つのポイント

最後に、私が講演会でいつもお伝えしている、人間が自己免疫力を高めるための3つのキーポイントをお伝えしましょう。

それは、

・どこで
・だれと
・何をするのか

これが自己免疫力を高めるために重要なことです。

そのこころは、

・どこで＝環境のよい（エネルギーのある）場所で

・だれと＝愛情あふれた（エネルギーにあふれた）相手、お互いに相手を思いやれる人と

・何をするのか＝相手を喜ばせる（エネルギーを与える）ようなこと、まわりを喜ばせることをする。良好な人間関係を構築するという意味です。

すると、エネルギーの循環がよくなり、環境、心・精神、身体のいずれも温まります。

私は、病気そのものに、ある種のメッセージ性を感じます。

がん、そして今回の新型コロナから感じるのは「自然にかえれ」というメッセージです。人類が排出してきた様々なものがめぐりめぐって人類に戻ってきた、その結果が、がんや新型コロナという病気なのではないかと思います。

ここ数十年来増加している「がん」という病気は、発症後に、そのようなメッセージを理解し、自分の人生を反省し、対処する時間は与えてくれていました。しかし今回の新型コロナでは、まったなしというか、重症化するとみせるその急変ぶりからして、自分の人生をかえりみる時間すら与えてくれなくなったように思います。私はそこに「自然にかえれ」というメッセージの強まりを感じずにはいられません。

自己免疫力を高めるという手法は、いのちのしくみにそった自然な手法です。

ここまで自己免疫力を上げる方法を紹介してきましたように、自力で病気を予防し、健康を保つことは、誰にでもできることです。

健康を保つための情報を本気で探している人たちに、ぜひこの情報を届けたいと思います。またこの情報を有益と感じた方から響きの輪のように、共感によって広まってくれることを願っています。

第6章

安全安心
光触媒でウイルス除去

データが実証する高性能
有害物質を安全に強力分解する「高性能光触媒和紙」

安全で高性能な除菌の技術

日常生活でウイルスや細菌対策が盛んに行われるようになりましたが、中でも電気やアルコールを使わない除菌の技術に注目が集まるようになりました。

私が開発した製品に、人にも環境にも安全で、運転コストフリー、そして高性能な除菌性能を持った光触媒技術を利用した「高性能光触媒和紙フィルター」があります。

これは明るい場所においておくだけで、

・ウイルス

・大腸菌などの菌
・匂いのもと
・大気汚染物質ホルムアルデヒド
などを分解します。

「高性能光触媒和紙フィルター」は、厚生労働省外郭団体・一般財団法人日本食品分析センターの「有害物質分解試験」において、環境汚染物質や菌類を24時間で分解させるという試験結果を出しました。
これはJAPAN DIY SHOW 2000　通商産業大臣賞（２０００年）をはじめ、いくつかの賞をいただいた開発製品です。

光だけで強力に殺菌できる「光触媒」

太陽や蛍光灯の光をあてるだけで、勝手に有害物質を分解してくれる。

殺菌・消臭ができる。

ほかの動力は不要。

これが光触媒の力です。

にわかには信じがたいかもしれませんが、光触媒は、1970年代に東京大学大学院で見いだされた化学反応作用です。

現在、産業製品に多用されていることからもわかる通り、大変素晴らしいしくみです。


光触媒とは、光を吸収して化学反応を促進する物質のことです。

光触媒の身近な代表例には「(植物の) 葉緑素による光合成」があります。葉緑素は、光をあてることで、水と二酸化炭素から酸素とでんぷんを作ります。


現在産業製品に使われている光触媒は、酸化チタンによるものです。

太陽光や蛍光灯の光（紫外線）を酸化チタン（TiO_2）にあてると、光のエネルギーで、水が水素と酸素に分解されます。

このとき、空気中にある有害な化学物質や、環境ホルモン、ウイルス、菌などの有機物を一緒にとりこんで、二酸化炭素と水に分解します（図39）。

つまり光だけで、有害物質をまったく無害な物質へと変換するのです。

電気などの運転コスト不要で、有害物質を無害なものに分解してくれるのですから、環境浄化に非常にすぐれた効果を発揮するということで、大きな注目を浴びました。

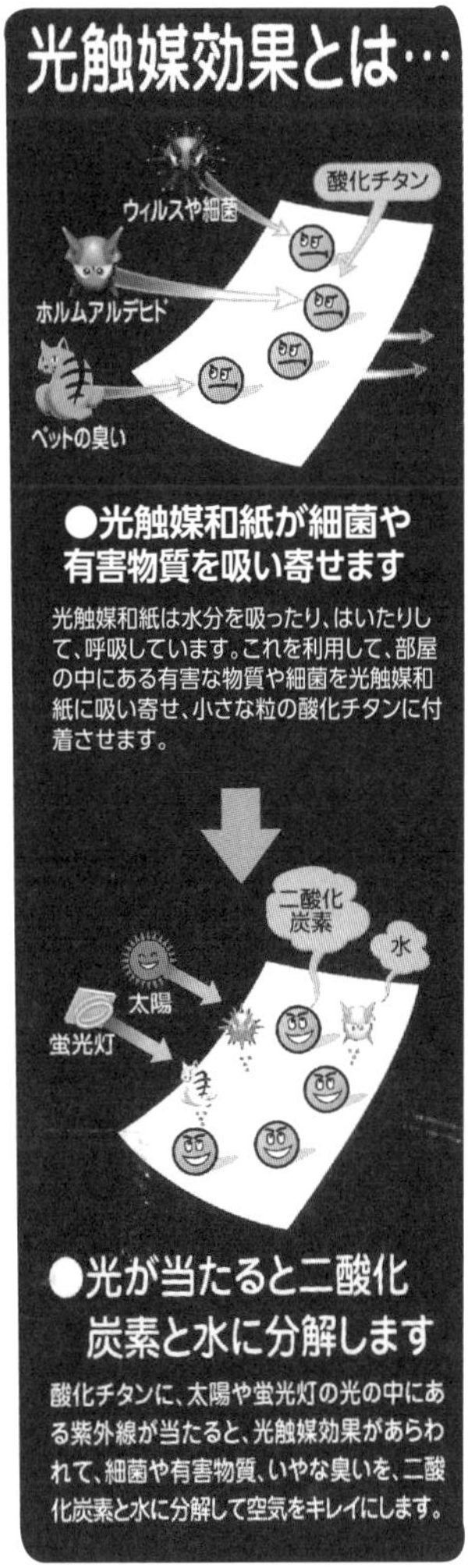
光触媒効果とは…
酸化チタン
ウィルスや細菌
ホルムアルデヒド
ペットの臭い
●光触媒和紙が細菌や有害物質を吸い寄せます
光触媒和紙は水分を吸ったり、はいたりして、呼吸しています。これを利用して、部屋の中にある有害な物質や細菌を光触媒和紙に吸い寄せ、小さな粒の酸化チタンに付着させます。
二酸化炭素
水
太陽
蛍光灯
●光が当たると二酸化炭素と水に分解します
酸化チタンに、太陽や蛍光灯の光の中にある紫外線が当たると、光触媒効果があらわれて、細菌や有害物質、いやな臭いを、二酸化炭素と水に分解して空気をキレイにします。
図39　光触媒効果とは

光触媒の性能を高め製品化する課題を和紙で解決

ただし、どれくらい有害物質を分解できるのかは、酸化チタンの性能をいかに引き出して製品にできるかにかかっています。

そこで各企業や大学研究機関などで、活発な研究開発が行われました。

当時、環境浄化開発にかかわっていた私は、経済産業省所管法人ＮＥＤＯ（新エネルギー・産業技術総合開発機構）の開発助成金を受け、光触媒の反応を最大限に高めるための研究開発を行いました。

高性能で、しかも製品として使いやすい形は何か。

安全な除菌、消臭を最も必要としている現場——病院の医師たちに相談し、酸化チタンを和紙に練り込み固定化するという着想を得ました。

和紙には、繊維が織り込まれているために、紙の中に隙間がありますから、空中にただよう有害物質をより多く吸着できます。

それに和紙は持ち運びも楽で、どこにでも貼れて、スペースもとらない。部屋の内装も邪魔せず、使い勝手がよいのです。

また、和紙は1000年以上ともいわれる優れた保存性と、強靭かつ柔らかいという特性があって、世界中の文化財の修復に使われるほどですから、耐久性もあります。

そして何より再生紙の利用も可能です。

こうして、微細粉末「特殊アナターゼ酸化チタン」を練り込み、和紙に固定させた世界初の「光触媒和紙フィルター」の開発が成功しました。

24時間で菌を死滅——高い試験結果が出た

この光触媒和紙フィルターを厚生労働省の外郭団体である一般財団法人日本食品分析センターで試験確認してもらったところ、納得の結果が得られました。

シックハウス症候群の原因…ホルムアルデヒド
悪臭の原因…アンモニア、硫化水素
食中毒の原因…大腸菌、黄色ブドウ球菌

試験では、有害物質である右の物質を和紙に付着させてから、光をあてて時間の経過と残存濃度を見ます。

すると、いずれも24時間で残存率0％台まで除去できたという結果が出たのです（図40）。

ほかにも、排気ガスから発生するＮＯｘ、ＳＯｘといった大気汚染物質、ウイルスを同じように無害化します。

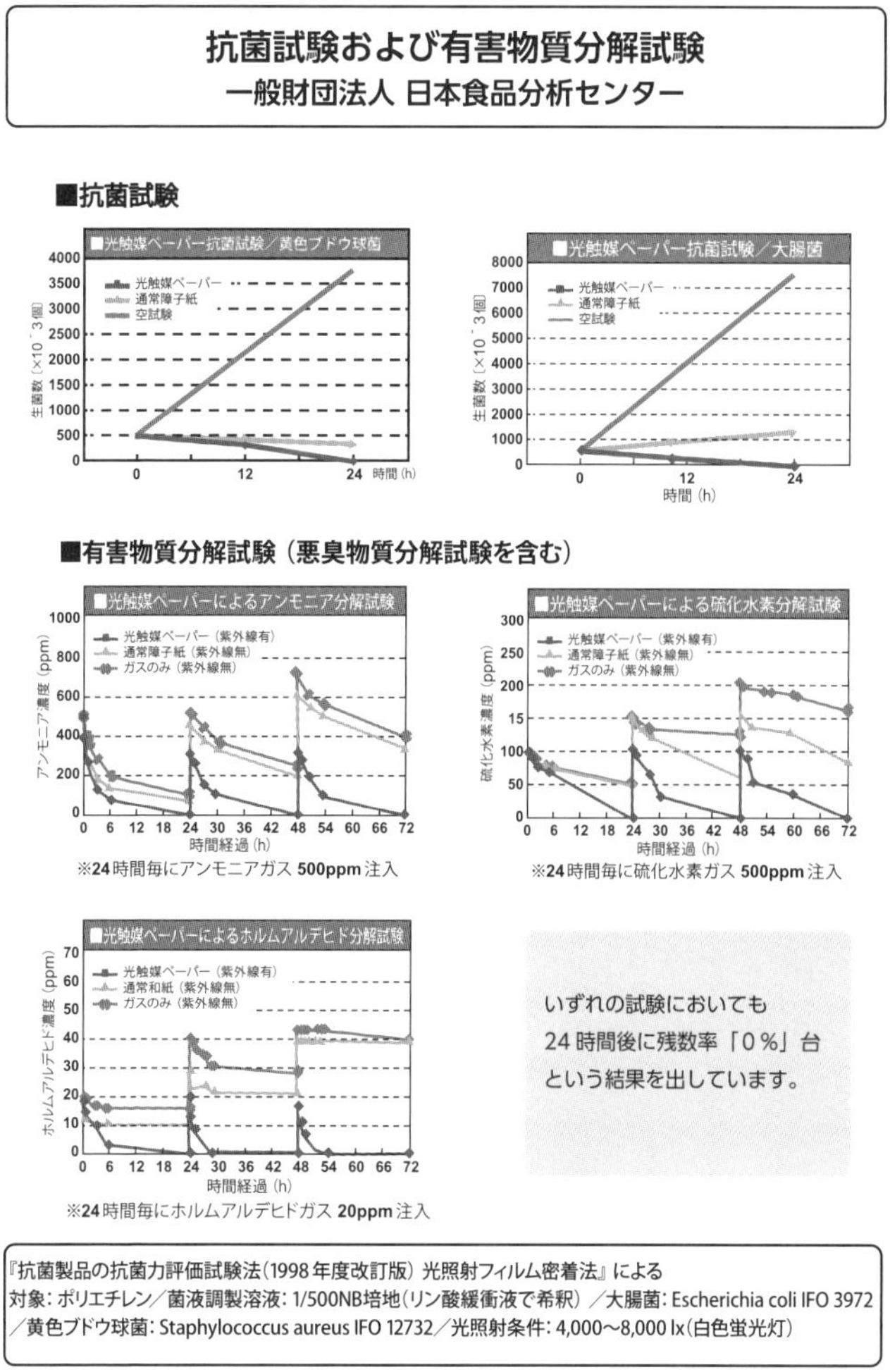

図40　抗菌試験および有害物質分解試験

宇宙ステーションという超密室で大活躍

この試験結果で、和紙という形態が評価をいただき、中でもＬＥＤ電気スタンド型とした商品化したものは、JAPAN DIY SHOW 2000 通商産業大臣賞（２０００年）をはじめ、いくつか賞をいただきました（２５０ページの図41）。

この受賞は、たくさんの方々に知っていただく、よいきっかけとなりました。

東京港区にある大学病院の人工肛門の付け替えをするセクションでは、１回の診療で通常20分近く消えないにおいが、４~5分で消えたと報告をいただきました。

また思ってもいなかった場面で使っていただく展開にもなりました。

ＮＡＳＡの宇宙ステーションの船内です。

窓を開けられない「密室」という宇宙ステーション。

除菌と消臭、有害物質の除去は必須です。

光触媒和紙は、照明器具として組み込んでしまえば効果が持続しますから、使い勝手がよいとのことでＬＥＤ光触媒コットンを共同開発中です。

毎日お使いいただくために

光触媒和紙を皆さまに毎日お使いいただくために、３つの形態をご用意しています。

・ＬＥＤ電気スタンド型
・マスク装着もできる自由変形可能なＡ４サイズ
・Ｂ２サイズのポスター

◎ＬＥＤ電気スタンド型

内部に白色１００ＷのＬＥＤ電球を使用した電気スタンドタイプは、光源が内側から光を当て続けてくれます。

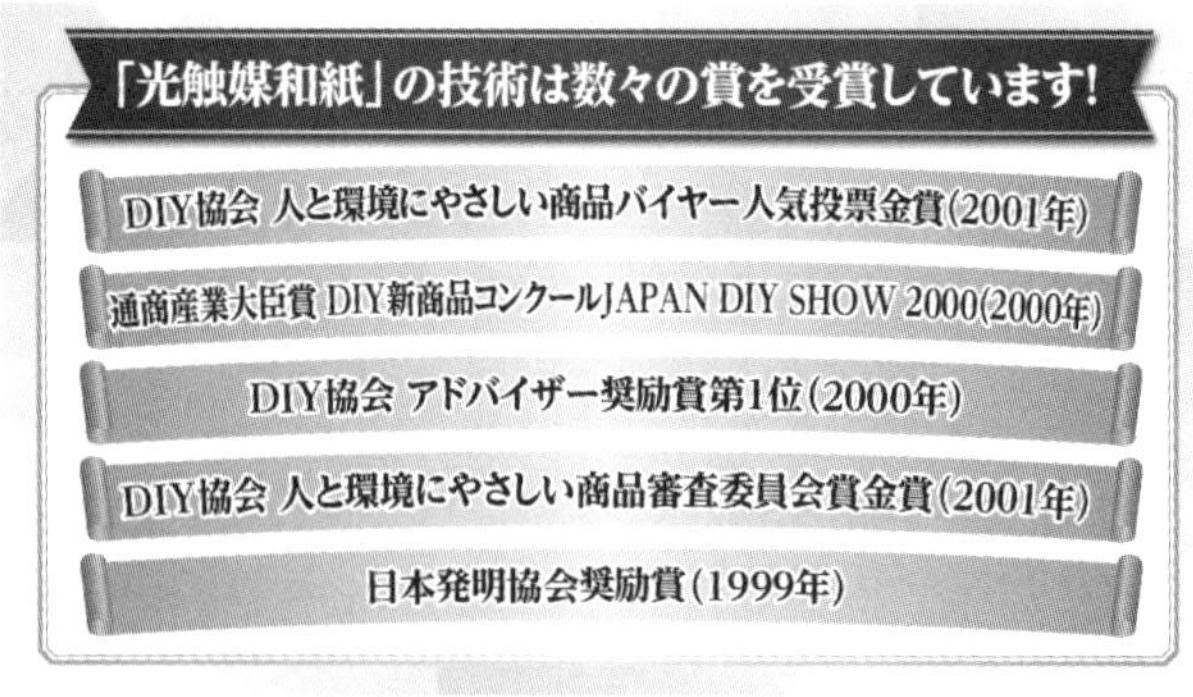

● LED 光触媒和紙電気スタンド

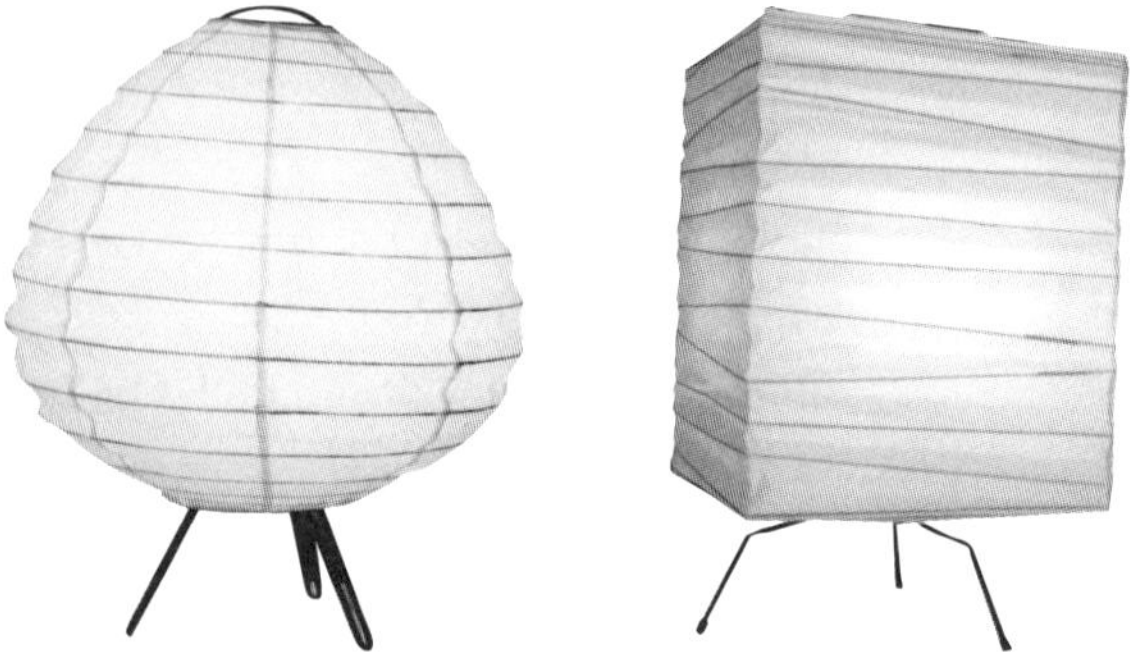

図41 LED 光触媒和紙電気スタンドと受賞歴

電球から光から発生した熱により、有害物質の吸着と分解後の分子の放出を手助けしてくれます。

和紙を使った電気スタンドは、インテリアとしても部屋に置きやすいとあって、高評価をいただきました（図41）。

◎マスク装着型（Ａ４サイズ　10枚）

お手持ちのマスクに、お好きな形にカットして装着いただけるよう、Ａ４サイズの光触媒和紙をご用意しました。

光触媒和紙は、大腸菌をはじめとする菌、花粉、ウイルス、大気汚染物質、ホルムアルデヒド、匂いなどを確実に分解しますから、マスクへの装着は、非常に適しているフィルターといえます。

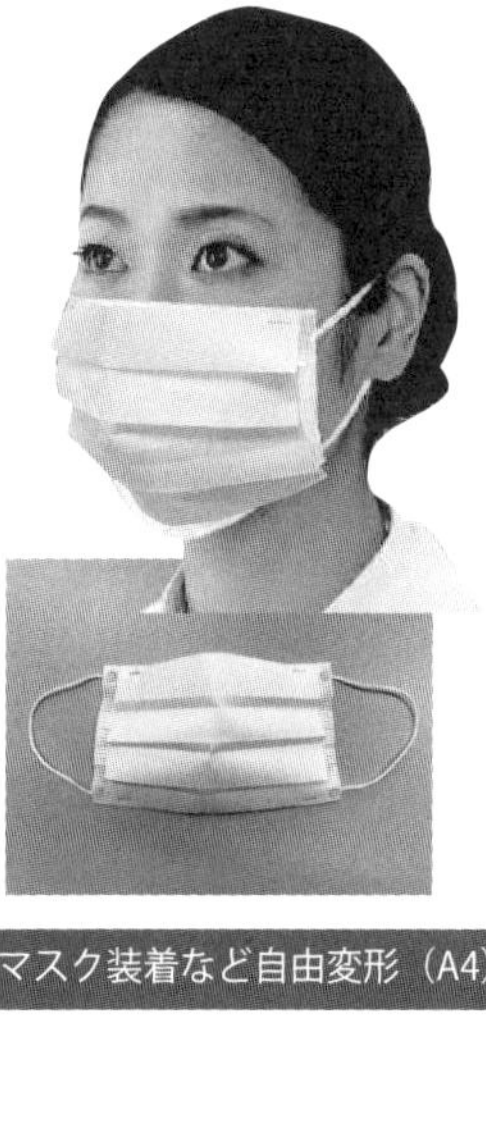

● マスク装着など自由変形（A4）

また漆喰塗装の壁に光触媒和紙を30％混入すると、空気の清浄が可能です。既存のものに混ぜるという使い方も可能です。

◎B2サイズのポスター

病院同様に、ペットをお部屋で飼っている方々からもお部屋の臭いを安全に消臭したいというご要望が強かったため、お部屋に貼るポスター型（B2サイズ）をご用意しました。

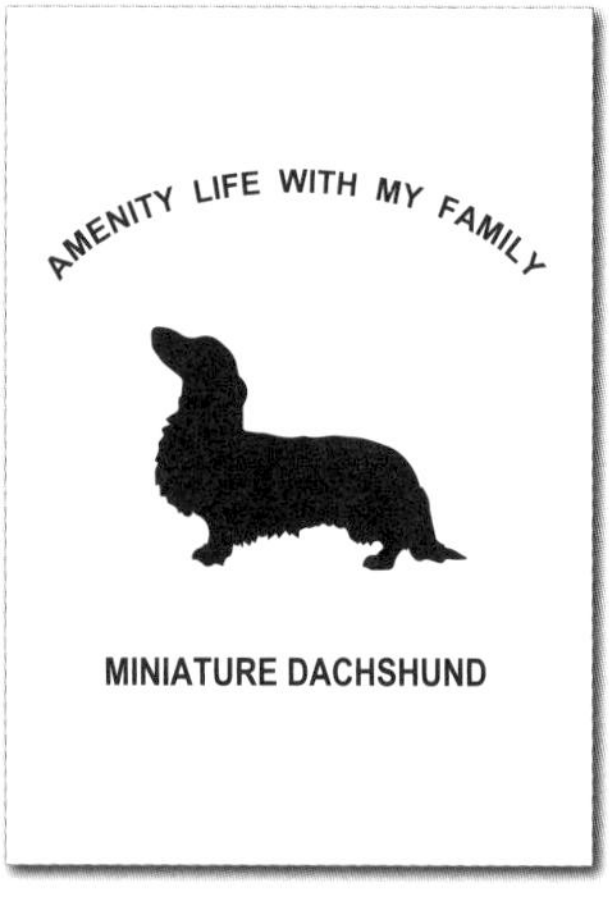

● ポスター（B2）

未来へつなぐ　光触媒とエネルギー開発

光触媒とは、「酸化チタン（TiO_2）に光をあてると、光のエネルギーで、水が水素と酸素に分解される」という化学反応をさします。

これは、水素を燃料にできるということと同じ意味になります。

次世代のエネルギーシステムとして、この水素を燃料に変える技術開発も行っています。

参考文献

宮本英昭ほか『鉄学　137億年の宇宙誌』岩波科学ライブラリー

畠山重篤『鉄は魔法つかい』小学館

船瀬俊介『なぜ中国は認知症に「音響チェア」を導入したのか？』徳間書店

『ザ・フナイ　2020年4月号　変幻自在のチャイナ』船井本社

『Newton　2009年1月号　波動』ニュートンプレス

ウェブサイト　神奈川県立　生命の星・地球博物館

ウェブサイト　株式会社巴商会「ガス豆知識・大気における酸素の誕生」

ウェブサイト　映画〝ウオーター〟日本語版製作委員会「水は情報を記憶する」

ウェブサイト　TDK「TEC−MAG」

ウェブサイト　サントリー「水大事典」

ウェブサイト　TERUMO「テルモ体温研究所」

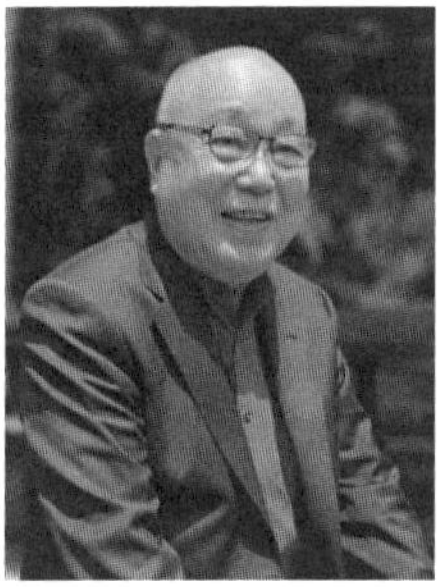

西堀貞夫　にしぼり さだお
NGO音響免疫療法学会会長、NGO音響免疫療法患者の会会長、アイン興産株式会社代表取締役。特許出願数1200件を超える発明家。日本の各省庁からの助成金を受け、環境問題を解決するための研究開発プロジェクト「植物による水質浄化」「透水性フィルム」「廃材利用による人工木材開発」「光触媒による空気浄化」などを手がける。「地球温暖化防止と環境保全」で環境大臣賞、「高性能光触媒和紙」で通商産業大臣賞ほか数々の賞を受賞。現在は音響による最先端医学技術や先端技術の研究開発に注力。著書に『ゼロ磁場ならガンも怖くない』（ヒカルランド）、『ゼロ磁場の奇跡』『音響免疫療法』（幻冬舎）。

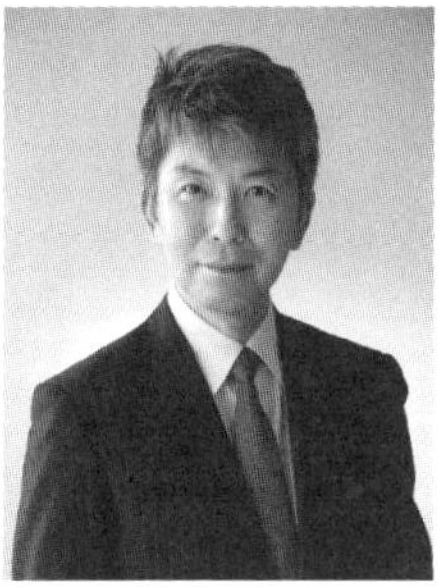

田中良基　たなか よしき
笹塚田中クリニック院長。内科医。東京女子医科大学消化器内科入局を経て、2000年に笹塚田中クリニック開業。これまでに延べ４万人以上の内視鏡検査を行い、がんの早期発見につとめる。近年がん患者の急増を受け、受け身の立場での治療だけでなく、がんの予防法を含めた「予防医学」の普及が大切であると感じ、がんの予防、健康を回復するための知識を広める講演活動も行っている。

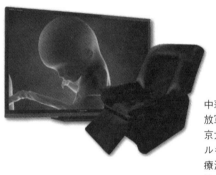

10／31（土）

ダブル出版記念・特別講演会
西堀貞夫×船瀬俊介

参加費：無料（定員200名様）

参加ご予約　TEL 03-5487-0555

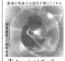

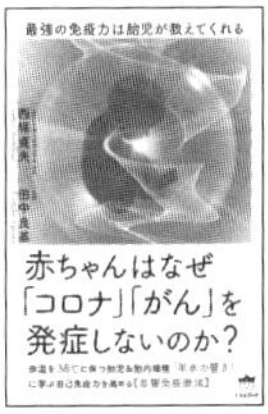

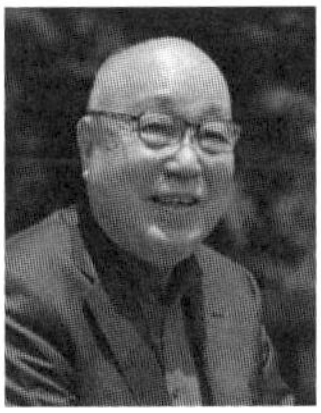

10／5発売　著：西堀貞夫／田中良基
『赤ちゃんはなぜ「コロナ」「がん」を発症しないのか？　最強の免疫力は胎児が教えてくれる』（ヒカルランド）

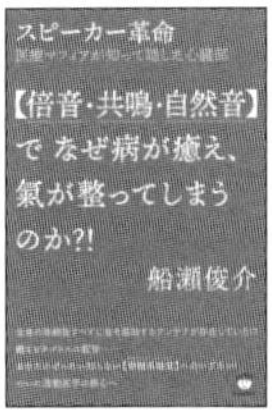

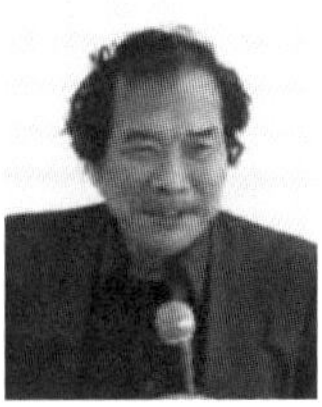

8／18発売　著：船瀬俊介
『スピーカー革命【倍音・共鳴・自然音】でなぜ病が癒え、氣が整ってしまうのか?!』（ヒカルランド）

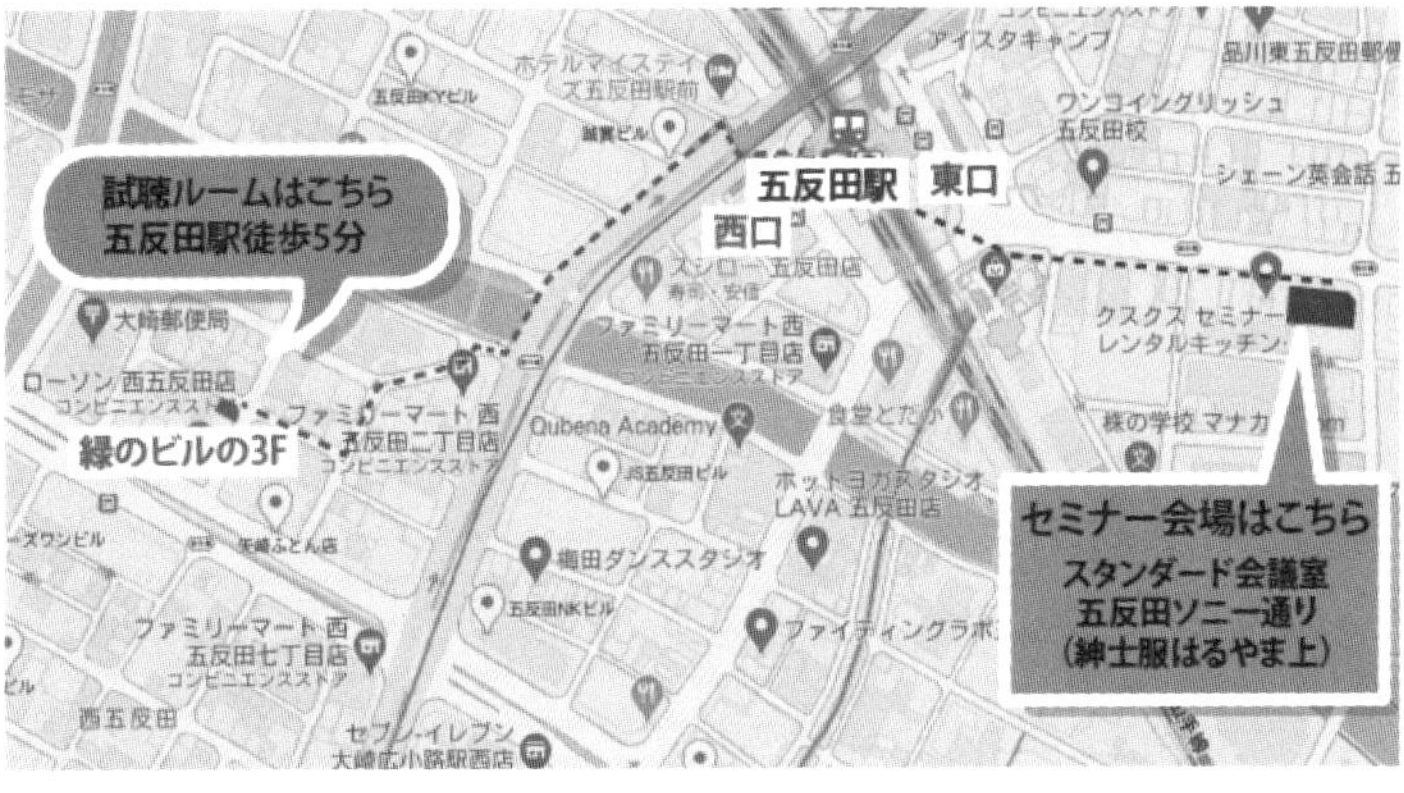

■日程　2020年10月31日（土）　■開演　午後１：30～
■セミナー会場　スタンダード会議室（五反田ソニー通り）３階大ホール
東京都品川区東五反田2－3－5 五反田中央ビル
JR、都営浅草線、東急池上線「五反田」駅　東口より徒歩３分

赤ちゃんはなぜ「コロナ」「がん」を発症しないのか？

最強の免疫力は胎児が教えてくれる

第一刷　2020年10月31日

著者　西堀貞夫
　　　田中良基

発行人　石井健資

発行所　株式会社ヒカルランド
〒162-0821　東京都新宿区津久戸町3-11　TH1ビル6F
電話　03-6265-0852　ファックス　03-6265-0853
http://www.hikaruland.co.jp　info@hikaruland.co.jp

振替　00180-8-496587

本文・カバー・製本　中央精版印刷株式会社

DTP　株式会社キャップス

編集担当　岡部智子

ISBN978-4-86471-928-5

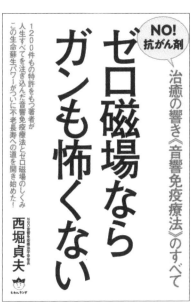

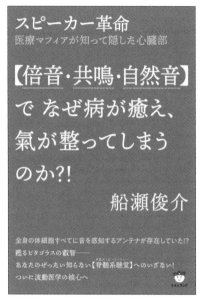

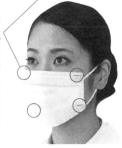

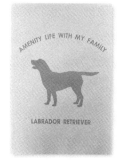

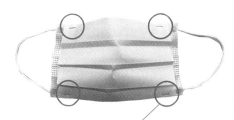

本といっしょに楽しむ ハピハピ♥ Goods&Life ヒカルランド

[アマビエ×光触媒和紙]
ウィルスバリア・カレンダー 2021

©Mai Ohno(Denali), AIN KOUSAN CO., LTD., Hikaruland

「日本の神様カード」イラストレーター・大野 舞(Denali)さん
×
日本の疫病退散守り神 アマビエ
×
JAPAN DIY SHOW 2000 通商産業大臣賞受賞
高性能光触媒和紙フィルター

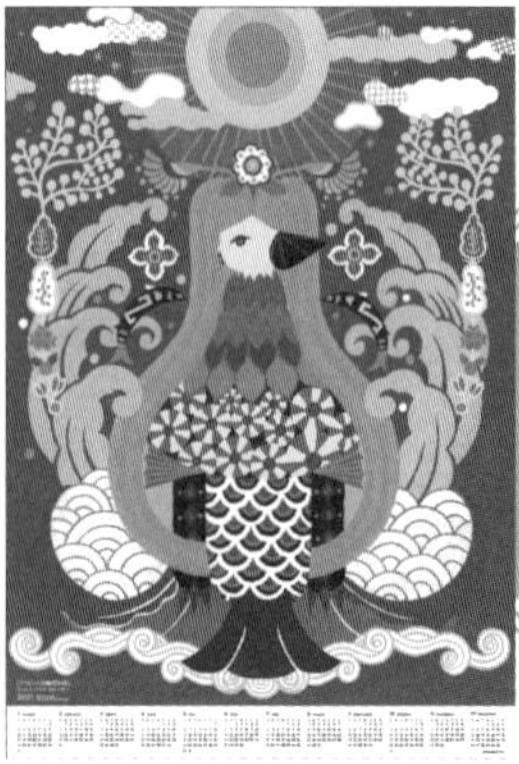

B2 サイズ（W51.5cm×H72.8cm）

近日発売予定！

セット内容物
・B２サイズカレンダー１枚
・A３サイズカレンダー１枚
・説明書

価格 9,900円＋税

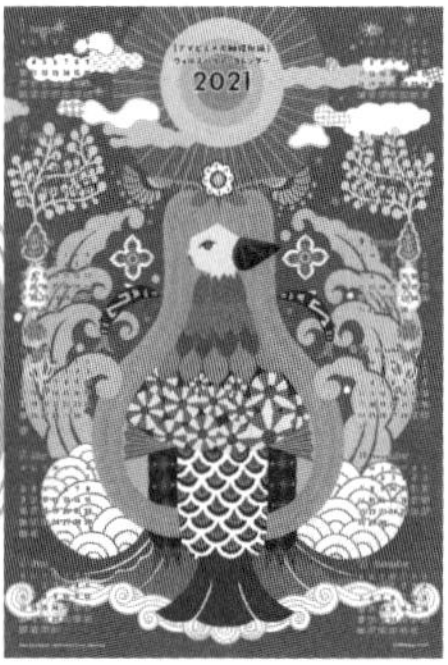

A3 サイズ（W29.7cm×H42cm）

お部屋に貼るだけ！高性能光触媒和紙

・光触媒和紙には、酸化チタンが含まれます。この和紙に太陽や蛍光灯などの光（紫外線）があたると表面に強い酸化力が生まれ、これに接触する臭気や汚れ、ウィルス、花粉などを分解、除去します。
・分解後はCO_2と水になるため、人やペットにとてもやさしく空気を浄化します。
・太陽光や蛍光灯の光をあてるだけで光触媒作用がはたらくので、運転コストフリーです。
・大学病院で使用されているプロ仕様の製品です。
・光触媒和紙は、経済産業省NEDOの開発助成金を受けたアイン興産株式会社会長・西堀貞夫氏によって開発された製品です。2000年度の通商産業大臣賞をはじめ数々の賞を受賞しています。

日本のチカラ超コラボ！ 疫病退散×空間浄化 お祓い×お守りカレンダー

※当カレンダーは2020年8月現在の情報に基づき作成しております。2021年の祝祭日は法改正により変更となる場合があります。

【お問い合わせ先】ヒカルランドパーク

＊ご案内の価格、その他情報は発行日時点のものとなります。